Delp

Sixpack-Trainer

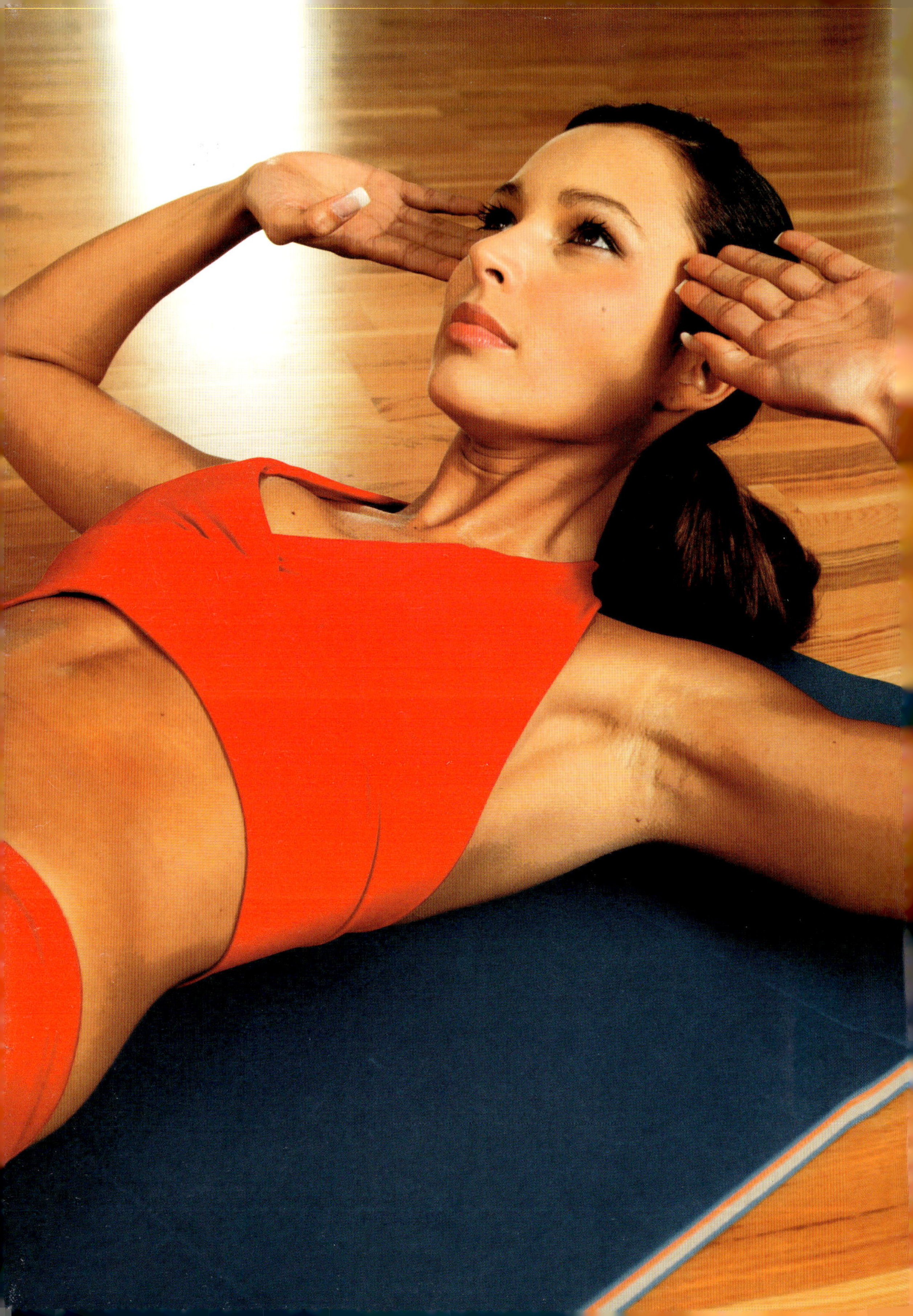

Christoph Delp

Sixpack-Trainer

pietsch

Einbandgestaltung: Dos Luis Santos
Titelbild: Nopphadol Viwatkamolwat

ISBN 3-613-50501-0
ISBN 978-3-613-50501-8

Ein Unternehmen der Paul Pietsch Verlage GmbH + Co
1. Auflage 2006

Sie finden uns im Internet unter: www.pietsch-verlag.de

Lektor: Marko Schwelzer
Innengestaltung: Jürgen Knopf, Printprodukte, 74321 Bietigheim
Druck und Bindung: Graspo, CZ-76302 Zlin
Printed in Czech Republic

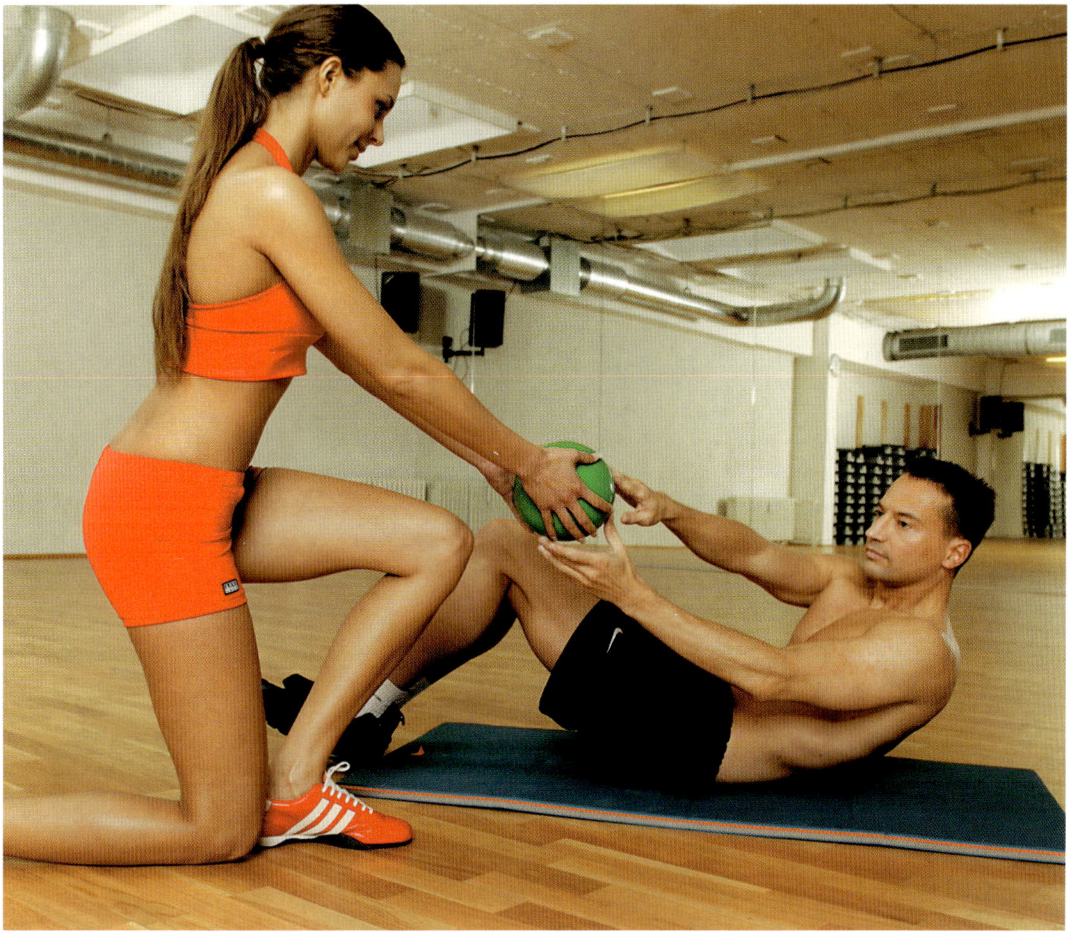

Danksagung des Verfassers

Ich bedanke mich bei meiner Familie für die Unterstützung; bei Oliver Glatow für die Hilfe bei den Fotoproduktionen; bei Marko Schweizer (Pietsch Verlag) für die Unterstützung zur Verwirklichung meiner Buchprojekte; bei Jürgen Knopf für die gelungene Buchgestaltung; bei dem Fotographen Nopphadol Viwatkamolwat für die schönen Bilder und natürlich bei den Darstellern Claudia, Tui, Ernst und Frank für die hervorragende Zusammenarbeit.

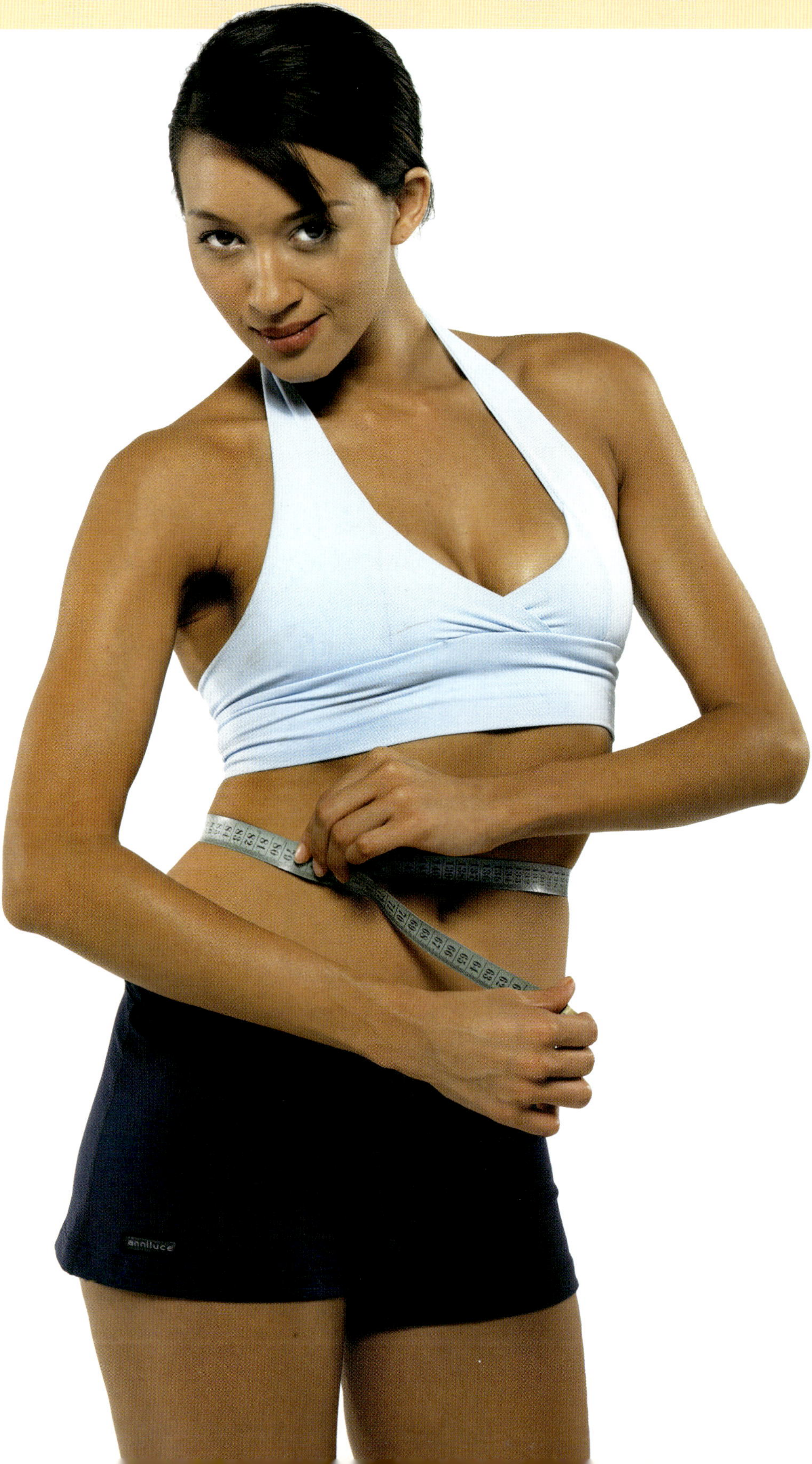

Inhalt

Teil I: Grundlagen

Ein Waschbrettbauch ist optisch ansprechend und zeigt, dass man sich in ausgezeichneter körperlicher Form befindet. Viele Menschen möchten ein Sixpack erreichen und testen dazu zahlreiche Trainingsprogramme und Ernährungsstrategien. Die Bauchmuskulatur wird jedoch nur sichtbar bei kräftiger Muskulatur und geringem Körperfettanteil. Es hat sich gezeigt, dass jeder Mensch mit einem 3-Säulen-Konzept aus Krafttraining, Ausdauertraining und Ernährung eine wohlgeformte Körpermitte erreichen kann.
Im **Krafttraining** werden vorrangig die Bauchmuskeln trainiert und dadurch geformt. Aber auch alle anderen großen Muskelgruppen des Körpers müssen regelmäßig trainiert werden. Als Folge der größeren Muskelmasse verbraucht der Körper auch im Ruhezustand mehr Energie, was die Reduzierung von Körperfett vereinfacht. Das **Ausdauertraining** dient dazu, Energie zu verbrauchen. Umso besser es Ihnen dabei gelingt, eine negative Tageskalorienbilanz zu erreichen, desto mehr überschüssiges Körperfett können Sie abbauen. Die richtige **Ernährung** ist die Grundvoraussetzung, damit sich die gewünschten Trainingsziele einstellen. Muskeln können nur wachsen und erhalten bleiben, wenn dem Körper genügend Eiweiß zugefügt wird.
Mit Kraft- und Ausdauertraining nach den richtigen Methoden und mit einer gesunden und bedarfsgerechten Ernährung können Sie den gewünschten Sixpack erreichen. In diesem Buch bekommen Sie die Grundlagen zu Training und Ernährung vorgestellt und Trainingsprogramme angeboten. Nutzen Sie die Programme und Sie werden in wenigen Wochen deutliche Ergebnisse feststellen.

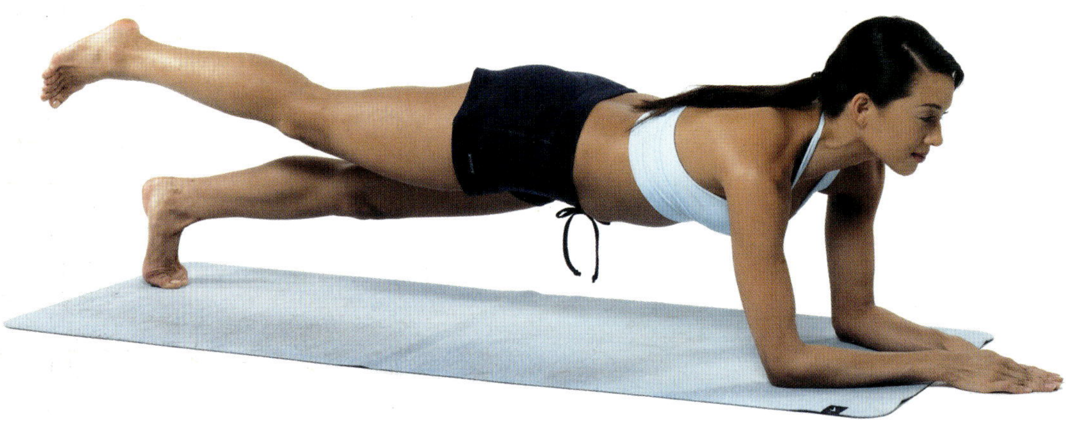

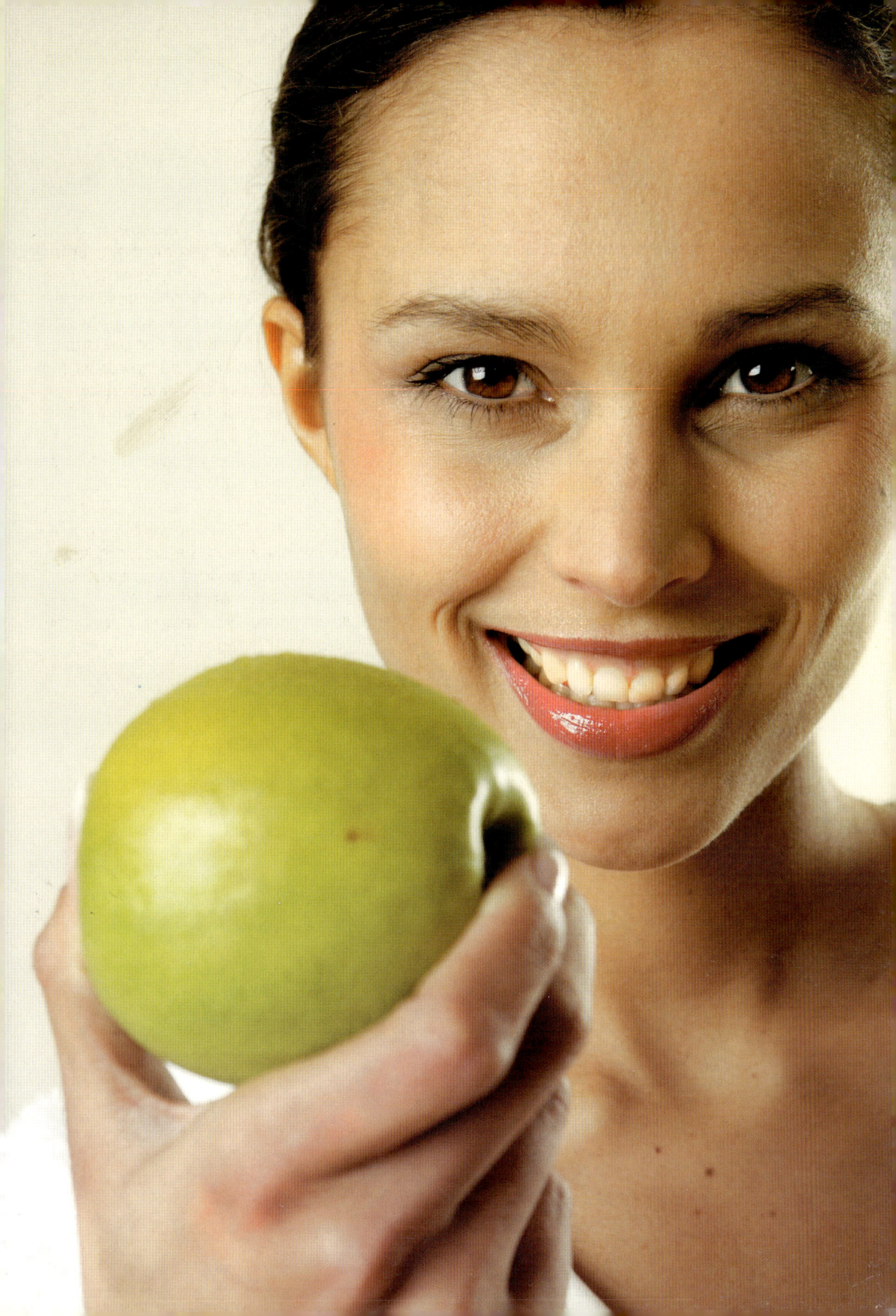

Zum Buchaufbau

Das Buch bietet im ersten Kapitel Grundwissen zum Sixpack-Training. Sie werden darüber informiert, wie Sie zielgerichtet auf die Wunschfigur hin trainieren und erhalten wichtiges Wissen zur Trainingslehre.
Das zweite Kapitel widmet sich dem Krafttraining. Sie lernen die Trainingsmethoden und die effektivsten Übungen für das Sixpack-Training kennen.
Das dritte Kapitel beschreibt das Ausdauertraining. Sie werden darüber informiert, welche Trainingsintensitäten und Sportarten zum Fettverbrennen geeignet sind.
Im vierten Kapitel erfahren Sie die Grundlagen zur Ernährung. Dabei lernen Sie, wie Sie sich eine gesunde und bedarfsgerechte Ernährung zusammenstellen.
Das fünfte Kapitel informiert über die Trainingsplanung. Sie erfahren, wie eine Trainingsstunde einzuteilen ist und welche Programme sich für Ihre Trainingsziele eignen.

1. Der Weg zum Sixpack

Jeder Mensch kann mit einem Konzept aus Ausdauertraining, Krafttraining und richtiger Ernährung seine Wunschfigur erreichen. Eine sinnvolle Trainingsplanung ist die Grundvoraussetzung, um erfolgreich zu trainieren. Zuerst müssen Sie sich den Istzustand Ihres Körpers bewusst machen. Daraus leiten Sie Ihre Trainingsziele ab, denn nur mit einer klaren Zielsetzung können Sie effektiv trainieren. Nun legen Sie einen Trainingszyklus fest, dessen Schwerpunkt auf das Erreichen eines kurzfristigen Ziels ausgelegt ist. Nach der Trainingsperiode von einigen Wochen führen Sie einen Abschlusstest durch und prüfen, ob Sie das Trainingsziel erreicht haben. Schließlich legen Sie einen neuen Trainingszyklus mit einem anderen Schwerpunkt fest.

Trainingsplanung

Eingangstest

Prüfen Sie vor Aufnahme Ihres Trainingsprogramms, ob **Verletzungen** vorliegen, die eine ärztliche Untersuchung erforderlich machen. Im nächsten Schritt sind die **Istwerte** zu bestimmen. Dazu ermitteln Sie Gewicht, Körperfett und Körpermaße (siehe S. 13-15) und notieren die Ergebnisse in Ihrem Trainingsbuch (siehe S. 16-17). Diese Aufzeichnungen sind die Grundlage für die Erfolgskontrolle im Rahmen Ihres Trainingsprogramms. Außerdem können Sie noch Notizen zu Ihrem körperlichen Leistungsvermögen machen, wie beispielsweise zu Ihrer Kraft. Dazu bietet sich das Ausführen des Rumpftests an (siehe S. 20-21).

Zielfestlegung

Als nächstes müssen Sie Ihre Trainingsziele definieren. Dazu nutzen Sie die im Eingangstest ermittelten Ergebnisse. Machen Sie sich bewusst, was Sie mit dem Fitnesstraining erreichen wollen, und notieren Sie dies. Außerdem ist festzuhalten, wie viel Zeit Sie für das Training aufwenden können und was Sie damit erreichen können. Aus diesen Überlegungen und unter Berücksichtigung der Testergebnisse leiten Sie Ihre Trainingsziele ab. Bleiben Sie bei deren Festlegung realistisch, um sie auch umsetzen zu können. Die Ziele werden in kurz-, mittel- und langfristig aufgeteilt, da das Erreichen eines kurzfristigen Ziels dazu motiviert, das Training fortzusetzen.

Festlegung eines Trainingsprogramms

Die besten Trainingsergebnisse erreichen Sie, wenn Sie Ihr Training in Zeitabschnitte einteilen. Jeder Trainingszyklus sollte auf das Erreichen eines kurzfristigen Trainingsziels ausgerichtet sein und eine Länge von 6-12 Wochen umfassen. Nach einer Trainingszeit von 6 Wochen werden Sie Erfolge feststellen. Sie sollten aber nicht länger als 12 Wochen nach dem gleichen Programm trainieren, damit dem Körper immer neue Trainingsreize gesetzt werden und eine Leistungsstagnation vermieden wird. Nach Beendigung eines Trainingszyklus legen Sie ein Programm für den nächsten Zeitabschnitt fest. Achten Sie darauf, dass Sie für jeden Zyklus einen anderen Trainingsschwerpunkt bestimmen. Indem Sie mit unterschiedlichen Zyklen trainieren und die Zielsetzungen immer etwas variieren, erreichen Sie fortlaufend Leistungsverbesserungen.

Trainingsperiode

Nach Zieldefinition und Festlegung eines Programms beginnen Sie die Trainingsperiode von 6-12 Wochen. Führen Sie in den ersten Trainingseinheiten die **Kraftübungen** mit wenig Gewicht/Intensität aus. Der Körper muss sich erst an die neuen Bewegungsabläufe gewöhnen. Erhöhen Sie die Gewichte/Intensitäten nicht zu schnell, damit es zu keinen Verletzungen kommt. Vermeiden Sie es, sich im **Ausdauertraining** zu überlasten. Steigern Sie stattdessen kontinuierlich die Längen der Trainingsstrecken. Machen Sie nach jeder Trainingseinheiten Notizen in Ihrem **Trainingsbuch**. So können Sie langfristig die Entwicklung Ihrer Leistungsfähigkeit nachvollziehen.

Kontrolltest

Der Trainingserfolg muss durch regelmäßige Kontrolltests überprüft werden. Dazu werden die Kriterien des Eingangstests erneut geprüft. Es empfiehlt sich, alle 4 Wochen eine solche Trainingskontrolle vorzunehmen. Die Ergebnisse werden im Trainingsbuch festgehalten, da sie notwendige Informationen für die Festlegung neuer Trainingsprogramme liefern.

Abschlusstest und Festlegung eines neuen Trainingszyklus

Am Ende der Trainingsperiode führen Sie einen Abschlusstest aus. Die Testergebnisse der Kontroll- und Abschlusstests werden mit denen des Eingangstests verglichen. Basierend auf diesen Vergleichen und unter Berücksichtigung der langfristigen Trainingsziele werden neue kurzfristige Trainingsziele bestimmt und aus diesen ein neuer Trainingszyklus abgeleitet. Nutzen Sie bei der Programmfestlegung die Informationen aus dem Trainingsbuch, da diese wichtige Informationen über die Reaktionen des Körpers auf unterschiedliche Trainingsreize liefern. Schließlich beginnen Sie mit der neuen Trainingsperiode.

Sie sollten das beschriebene Vorgehen für die Trainingsplanung kontinuierlich fortführen, da es sicherstellt, dass dem Körper fortlaufend neue Trainingsreize gesetzt werden und die Leistung nicht stagniert.

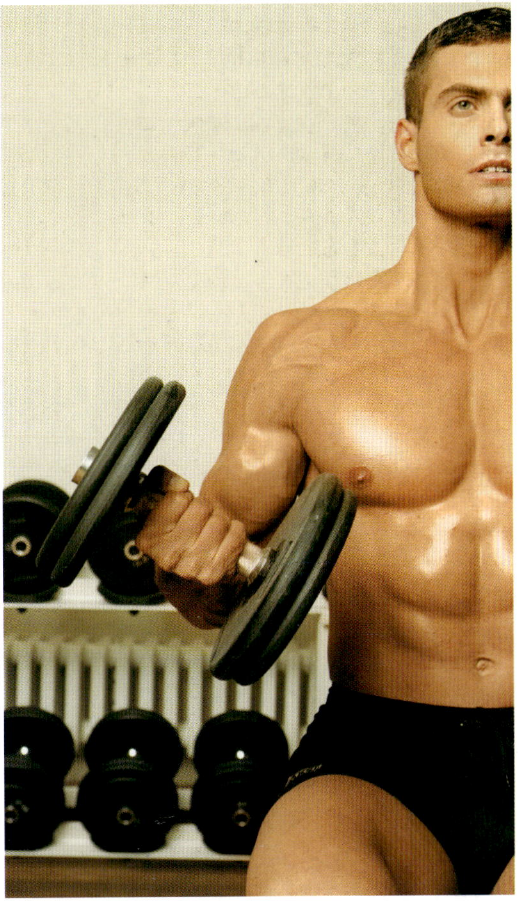

Motivation

Wenn Sie ein Trainingsprogramm durchführen, werden Sie feststellen, dass es immer wieder Phasen mit nachlassender Motivation gibt. Insbesondere nach den ersten Trainingseinheiten, wenn sich der Körper noch nicht an die sportliche Betätigung gewöhnt hat, besteht die Gefahr, in den alten Rhythmus (ohne Training) zurückzufallen. Gestalten Sie deshalb das Training so, dass es nicht langweilig wird. Variieren Sie die Kraftübungen und die Ausdauertrainingsstrecken, wechseln Sie die Trainingspartner und nutzen Sie motivierende Musik. Auch der Blick ins Trainingsbuch wird Ihnen helfen: Schauen Sie nach, aus welchen Gründen Sie mit dem Training begonnen haben, und besinnen Sie sich auf die Ziele, die Sie sich gesetzt haben. Machen Sie sich bewusst, was Sie bereits erreicht haben, und fragen Sie sich, ob Sie das alles einfach aufgeben wollen.

Je länger Sie im Training sind, desto seltener werden Motivationsprobleme auftauchen. Bereits nach einer kurzen Trainingspause wird sich Ihr Körper nach der sportlichen Betätigung sehnen und dem Glücksgefühl und der Zufriedenheit danach.

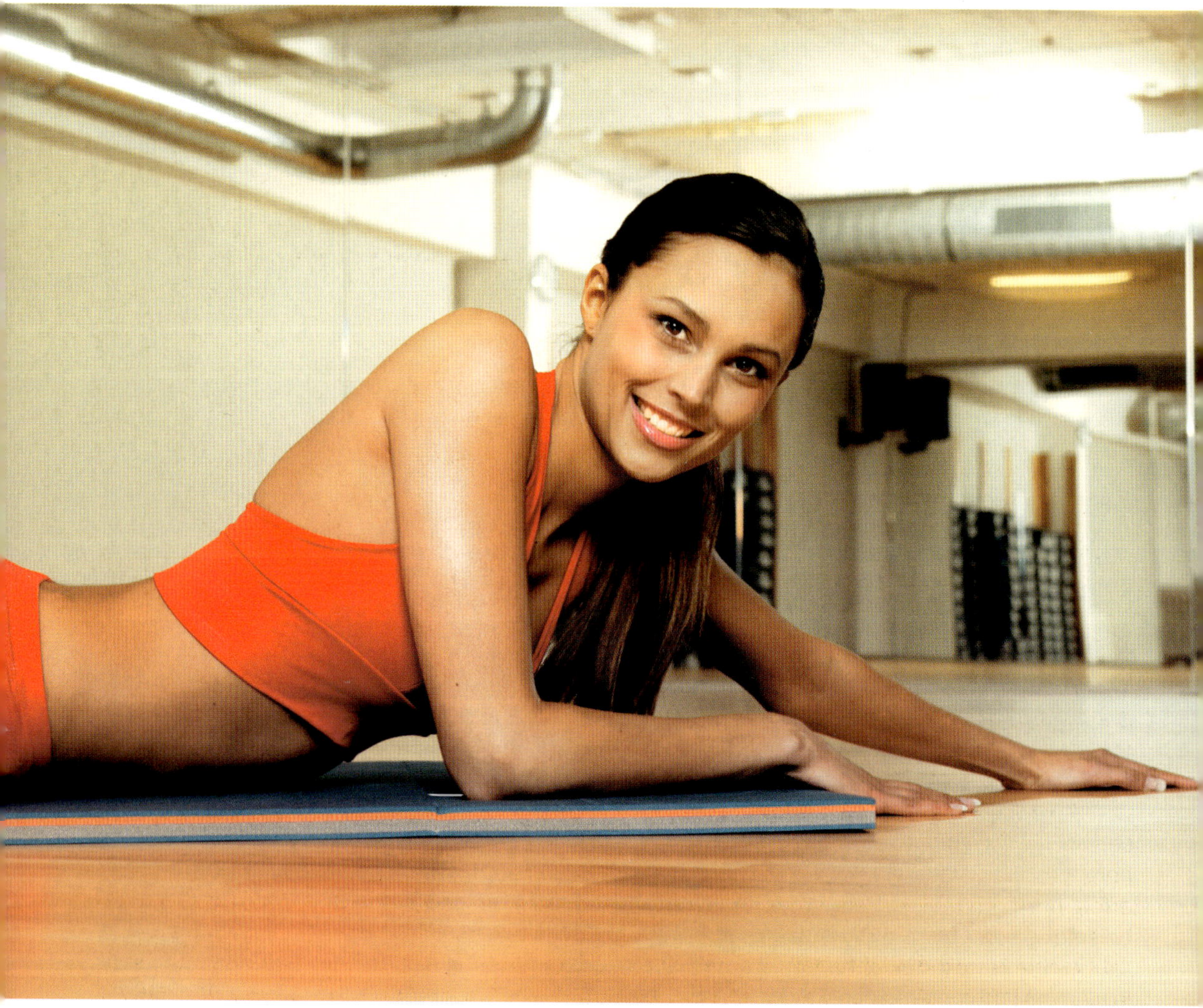

Körpermessungen

Um Ihren Körperzustand zu überprüfen, ermitteln Sie Gewicht, Körperfettanteil und Körpermaße. Die Ergebnisse vermerken Sie in Ihrem Trainingsbuch. Diese Notizen sind notwendig, weil sie den Trainingserfolg sichtbar machen.
Um Ihr Gewicht im Verhältnis zu anderen Personen einzuordnen, können Sie den Body-Mass-Index (BMI) und die Körperfettmessung nutzen.

Body-Mass-Index

Zur Ermittlung des BMI wird das Körpergewicht zur Körpergröße ins Verhältnis gesetzt. Der BMI sagt aber noch nichts über die Verteilung der Körpermasse aus. Nach dieser Methode können Sie trotz Normalgewichts verhältnismäßig wenig Muskeln und einen großen Bauchumfang haben. Das hat seinen Grund darin, dass Körperfett leichter und vom Umfang her voluminöser ist als Muskeln. Deshalb kommt es darauf an, auch die körperliche Verfassung zu bestimmen. Es muss ermittelt werden, in welchem Verhältnis Körperfett und Muskulatur zu einander stehen. Dazu kann die Körperfettmessung eingesetzt werden.
Den BMI ermitteln Sie, indem Sie das Körpergewicht durch die quadrierte Körpergröße teilen.

BMI = Körpergewicht (kg) / Körpergröße (m) x Körpergröße (m)
Eine Frau mit 1,65 m Größe und 60 kg Körpergewicht hat folglich einen BMI von:
60 / (1,65 x 1,65) = 22,04.
Ein Mann mit 1,80 m Größe und 75 kg Körpergewicht hat einen BMI von:
75 / (1,80 x 1,80) = 23,15.

Vergleichswerte Frauen:	Vergleichswerte Männer:	Wertung
BMI unter 19	BMI unter 20	Untergewicht
BMI 19-24	BMI 20-25	Normalgewicht
BMI über 24	BMI über 25	Übergewicht

Körperfettmessung

Bei der Körperfettmessung wird der Fettanteil am Körpergewicht ermittelt. Nehmen Sie diese Messung regelmäßig vor, möglichst alle vier Wochen, und notieren Sie die Ergebnisse. Wenn Sie stattdessen nur auf das Körpergewicht achten, lässt sich der Trainingserfolg nur undeutlich bestimmen. Sie können beispielsweise Muskulatur aufbauen und zahlreiche Fettpolster abbauen, werden aber in den nächsten Monaten keinen deutlichen Unterschied am Körpergewicht feststellen. Das hat seinen Grund darin, dass am Anfang eines Trainingsprogramms durch die neue sportliche Betätigung Muskulatur aufgebaut und Fett abgebaut wird, wobei Fettgewebe aber leichter als Muskulatur ist. Langfristig ist bei vorherigem Übergewicht aber auch eine Gewichtsabnahme feststellbar, da nach mehreren Trainingsmonaten umfangreiche Vergrößerungen der Muskelmasse nur noch mit intensivem Krafttraining erzielt werden.

Anhand der Körperfettmessung können Sie jedoch während jedes Trainingsabschnittes prüfen, ob sich der Fettanteil verringert hat.
Der Fettanteil kann mit einer Fettzange (Caliper) ermittelt werden. Einfacher ist die Bestimmung aber anhand einer Waage mit Körperfettmessung. Bei solchen Waagen wird das Verfahren der Bioelektrischen Impedanzanalyse (BIA) eingesetzt. Dabei wird ein harmloses, schwaches elektronisches Signal durch den Körper gesendet. Da Strom schlechter von Fett als von Muskeln und anderem Gewebe geleitet wird, kann anhand des Widerstandes (Impedanz), auf den das elektronische Signal trifft, der Körperfettanteil bestimmt werden. Solche Waagen sind im Handel ab ca. 80 EUR erhältlich.

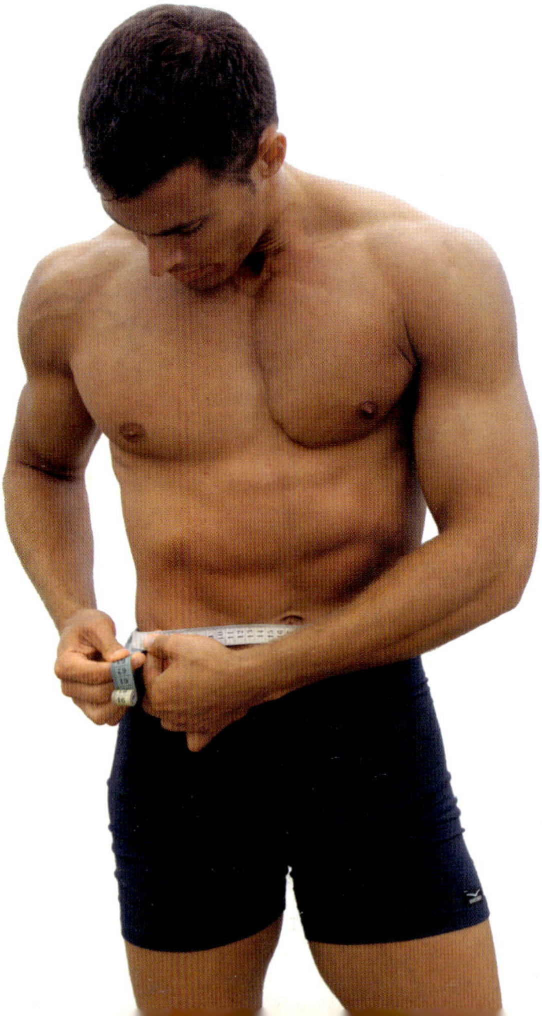

Checkliste zur Körpermessung

Zur Übersicht über Ihre körperliche Entwicklung können Sie regelmäßig die Körperpartien prüfen. Messen Sie den Umfang von Oberarmen, Brust, Taille, Hüften, Oberschenkeln und Waden, da an diesen Stellen die deutlichsten Veränderungen feststellbar sind. Ziel ist es, an der Taille möglichst wenig Umfang zu haben, und an den anderen Partien möglichst viel Umfang. Dementsprechend messen Sie die Taille an der schmalsten und alle anderen Bereiche an der breitesten Stelle. Die Ergebnisse halten Sie in einer Checkliste fest.
In regelmäßigen Zeitabständen, etwa alle vier Wochen, sollten Sie diese Messungen wiederholen. Sie müssen die Messungen immer zur gleichen Tageszeit vornehmen, damit Sie aussagekräftige Vergleichswerte erhalten. Messen Sie sich am besten morgens direkt nach dem Aufstehen, noch vor dem Frühstück. Sie sollten aber Ihre Proportionen nicht zu oft prüfen, um sich keinem Leistungsdruck auszusetzen. Schließlich sollen Sie stets Spaß am Training haben, denn sonst werden Sie es bereits nach kurzer Zeit wieder aufgeben.
Nach Beendigung Ihres mehrwöchigen Trainingsprogramms führen Sie einen Abschlusstest durch. Wenn Sie dabei feststellen, dass Sie Ihre Trainingsziele nicht erreicht haben, müssen Sie Ihr Programm deutlich umstellen und möglicherweise auch Ihre Ziele unter realistischeren Gesichtspunkten neu festsetzen.

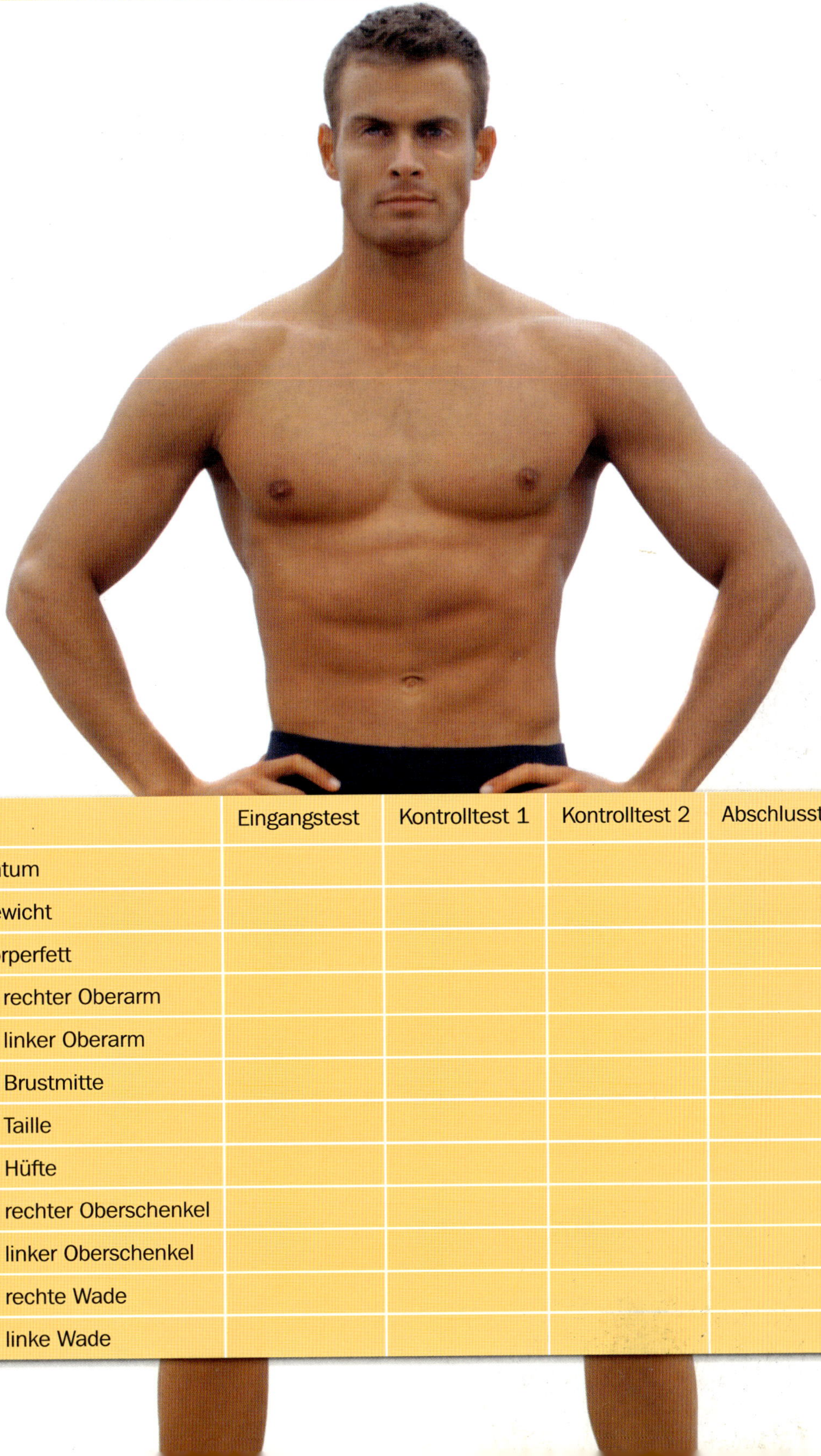

	Eingangstest	Kontrolltest 1	Kontrolltest 2	Abschlusstest
Datum				
Gewicht				
Körperfett				
1. rechter Oberarm				
2. linker Oberarm				
3. Brustmitte				
4. Taille				
5. Hüfte				
6. rechter Oberschenkel				
7. linker Oberschenkel				
8. rechte Wade				
9. linke Wade				

Trainingsbuch

Führen Sie ein Trainingsbuch, um die Entwicklung Ihres Körpers langfristig mitverfolgen und überwachen zu können. Beginnen Sie gleichzeitig zur Aufnahme des Trainingsprogramms mit den Aufzeichnungen. Später werden Ihnen diese Notizen sehr hilfreich sein, da aus diesen die Gründe für Trainingserfolge und -misserfolge hervorgehen. Auch lernen Sie durch diese Aufzeichnungen Ihren Körper besser kennen und verstehen, wie er auf Veränderungen reagiert. Mit diesen Informationen können Sie zukünftige Trainingsprogramme effektiver gestalten.
Es empfiehlt sich, ein Ringbuch als Trainingsbuch zu nutzen, da dann Blätter hinzugeheftet werden können. Am besten wählen Sie ein Buch in der Größe DinA4. Die Seiten können Sie entsprechend der eigenen Vorstellungen am Computer entwerfen.
Zuerst werden im Trainingsbuch die Ergebnisse des Eingangstests und die Trainingsziele festgehalten. Nach jeder Trainingseinheit sollten Sie wichtige Informationen zur erbrachten sportlichen Leistung und zu Rahmenbedingungen des Trainings notieren. Auch die Ergebnisse von Kontroll- und Abschlusstests sind im Trainingsbuch zu vermerken.
Die dargestellten Pläne sind als Vorschläge zu verstehen. Passen Sie diese Pläne an Ihre sportlichen Bedürfnisse und Vorstellungen an.

Eingangs-, Kontroll- und Abschlusstest

Notieren Sie Körpergewicht, Körperfett und Körpermaße in Ihrem Trainingsbuch (siehe S. 13-15). Kontrollieren Sie die Ergebnisse in regelmäßigen Abständen, am besten alle vier Wochen. Am Ende eines Trainingszyklus führen Sie einen Abschlusstest aus und halten auch dessen Ergebnis fest.
Führen Sie die Tests immer früh morgens aus, direkt nach dem Aufstehen.

Trainingsziele

Machen Sie sich bewusst, was Sie mit dem Fitnesstraining erreichen wollen, und notieren Sie Ihre Trainingsziele. Vermerken Sie kurz-, mittel- und langfristig Ziele. Notieren Sie sich am Anfang eines neuen Trainingszyklus die kurzfristigen Trainingsziele, wie beispielsweise die deutliche Verbesserung einer bestimmten Kraftleistung.

Kraft- und Ausdauertraining

Nach jeder Trainingseinheit sollten Sie Informationen über die erbrachte Leistung sammeln. Notieren Sie für das Ausdauertraining, welche Sportart Sie ausgeführt haben, die Dauer der Trainingszeit und die Trainingsintensität. Auch sind Anmerkungen über die Rahmenbedingungen des Trainings sinnvoll, da die sportliche Leistungsfähigkeit von Faktoren wie Stress, Ernährung und Schlaf beeinflusst wird.
Für das Krafttraining sollten Sie einen Plan anlegen, indem Sie nach jeder Trainingseinheit Übungen, Intensitäten/Gewichte, Satz- und Wiederholungszahlen notieren. So können Sie die Entwicklung Ihrer Kraftleistungsfähigkeit langfristig mitverfolgen und mögliche Leistungsstagnationen werden offensichtlich. Auch die Rahmenbedingungen des Trainings sind darin festzuhalten.

Ausdauertraining

Datum:			
Ausdauer-Sportart:			
Trainingsdauer:			
Trainingsintensität:			
Trainingsanmerkungen:			

Krafttraining

Datum:			
Übung:	**Satz x Wdh. / Gewicht**	**Satz x Wdh. / Gewicht**	**Satz x Wdh. / Gewicht**
K 17: Flys im Liegen			
K 19: Rudern einarmig			
K 18: Nackendrücken			
K 20: Bizepscurl			
K 21: Armstrecken			
K 23: Kniebeuge im Ausfallschritt			
K 1: Crunch			
K 12: Arme und Beine anheben			
Trainingsanmerkungen:			

Ein Beispielprogramm für das Ganzkörperprogramm D (siehe S. 100).

2. Trainingslehre

Fitnesstraining erfordert, dem Körper Trainingsreize zu setzen, um kontinuierlich Leistungsverbesserungen zu erreichen. Dabei ist darauf zu achten, dass alle Muskelgruppen des Körpers ausgewogen trainieren werden, was insbesondere im Krafttraining möglich ist.

Trainingsreize – Das Prinzip der Superkompensation

Überschwelliger Trainingsreiz

Unser Körper reagiert auf körperliche Belastung mit Anpassungsvorgängen. Wird im Training ein überschwelliger Reiz gesetzt, also eine größere Leistung abgerufen, als in der vorherigen Trainingseinheit, stellt der Organismus nach einer Regenerationsphase ein größeres Leistungsniveau her. Dieser Vorgang, der zur Verbesserung des Ausgangsniveaus führt, wird **Superkompensation** genannt. Allerdings sind die möglichen Leistungsverbesserungen immer geringer, je besser unser Körper trainiert ist. Wenn stattdessen nur geringe Reize gesetzt werden, d. h. der Körper wird nicht gefordert, dann erfolgt auch keine Anpassung, sondern maximal ein Erhalt des Leistungsniveaus. Erfolgt keine Reizsetzung, baut sich die Leistungsfähigkeit des Körpers ab. Muss beispielsweise ein Gipsverband zur Heilung eines Beinbruchs getragen werden, verringert sich die Muskulatur des geschützten Beines deutlich innerhalb weniger Tage. Entscheidend für die Anpassungsvorgänge und die Leistungsverbesserungen ist, mit welcher Intensität und nach welcher Methode der Körper gefordert wird.

Regenerationsphase

Der Organismus benötigt nach dem Trainingsreiz eine Regenerationsphase. In dieser Phase stellt sich der Körper auf den neuen Reiz ein. Nach einem überschwelligen Trainingsreiz verbessert er dann das Ausgangsniveau. Wie lange der Körper zur Regeneration und Anpassung benötigt, hängt von der Reizintensität, dem Trainingszustand und der ausgeführten Trainingsmethode ab. Beispielsweise benötigen die trainierten Muskelgruppen nach einem Krafttraining mit der Kraftausdauer-Methode weniger Regenerationszeit als nach einer intensiven Trainingseinheit mit der Muskelaufbau-Methode (siehe S. 24-25). Durch eine sinnvolle Regenerationsgestaltung, z. B. Auslaufen, Massagen und ausreichend Schlaf, lässt sich die Erholungsdauer beschleunigen.

Grundlage zum Fitnesstraining

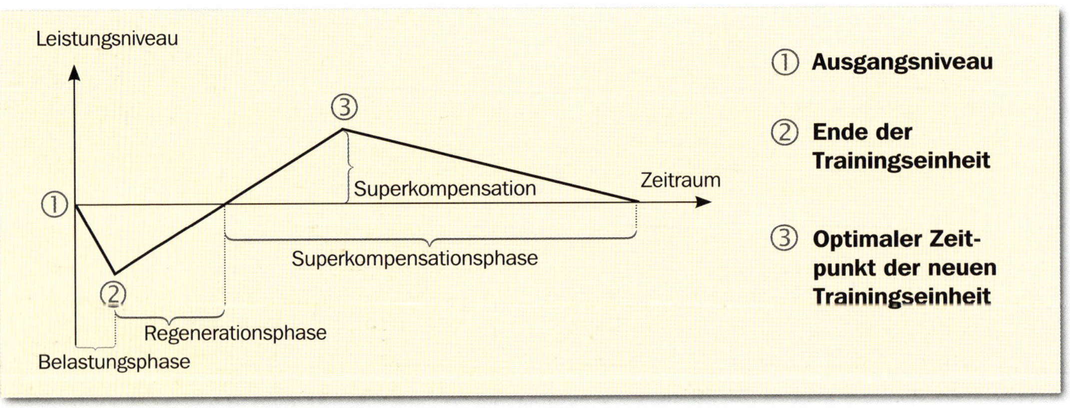

Optimaler Trainingseffekt

Der Trainingseffekt ist dann optimal, wenn die Pause zwischen zwei Trainingseinheiten richtig gesetzt ist. Wird dem Körper nicht genug Zeit zur Regeneration gewährt, kann dies zu einem Zustand von Übertraining führen, was eine Verschlechterung des Leistungsniveaus zur Folge hat. Wird eine zu lange Pause zwischen zwei Trainingseinheiten gelassen, baut der Körper seine Leistungsfähigkeit wieder ab, und eine Verbesserung des Leistungsniveaus ist nicht mehr möglich. Da viele Komponenten auf die Dauer der Regenerationsphase einwirken, lässt sich diese nicht exakt bestimmen. Ziel eines Sportlers muss es ein, seinen Körper immer besser kennen zu lernen, um so die Trainingsplanung optimal gestalten zu können. Zur Orientierung für Einsteiger lässt sich festhalten, dass diese zwischen zwei gleichen Trainingseinheiten 1-3 Tage pausieren sollten, je nachdem wie intensiv sie die erste Einheit wahrgenommen haben.

Die Bauch- und die untere Rückenmuskulatur

Das Kräftigen der Bauchmuskulatur bewirkt eine aufrechte Körperhaltung, eine wohlgeformte Körpermitte und beugt Rückenbeschwerden vor. Die Bauchmuskulatur muss oft trainiert werden, da sich ihre Kraft schnell verringert. Wichtig ist es aber auch, dass sich Bauch- und untere Rückenmuskulatur in einem ausgewogenen Verhältnis zu einander befinden, da ansonsten körperliche Beschwerden auftreten können. Deshalb dürfen Sie das Training der unteren Rückenmuskulatur nicht vernachlässigen.
Die Hauptfunktionen der Bauchmuskulatur sind: Das Stabilisieren der Wirbelsäule, ferner das Einrollen, Drehen und Seitwärtsbeugen des Rumpfes. Sie bildet das Gegenstück zur Rückenstreckmuskulatur (untere Rückenmuskulatur), deren Hauptfunktionen darin bestehen, die Wirbelsäule zu stabilisieren und den Rumpf aus einer gebeugten Haltung aufzurichten.
Die Bauchmuskulatur setzt sich aus vier Bauchmuskelgruppen zusammen: gerader Bauchmuskel, äußerer schräger Bauchmuskel, innerer schräger Bauchmuskel und querer Bauchmuskel. Die geraden Bauchmuskeln und die äußeren schrägen Bauchmuskeln werden bei Menschen mit geringem Körperfettanteil sichtbar. Die inneren schrägen und die quer verlaufenden Bauchmuskeln bleiben hingegen nicht sichtbar, da sie weitestgehend von den anderen Bauchmuskeln verdeckt sind.
Die Bauchmuskeln wirken zusammen und können deshalb nicht isoliert gekräftigt werden. Es ist aber möglich, Schwerpunkte beim Training zu setzen. Beispielsweise aktiviert „K 1: Crunch" (siehe S. 28), vorwiegend die gerade Bauchmuskulatur; die anderen Bauchmuskeln wirken unterstützend mit.

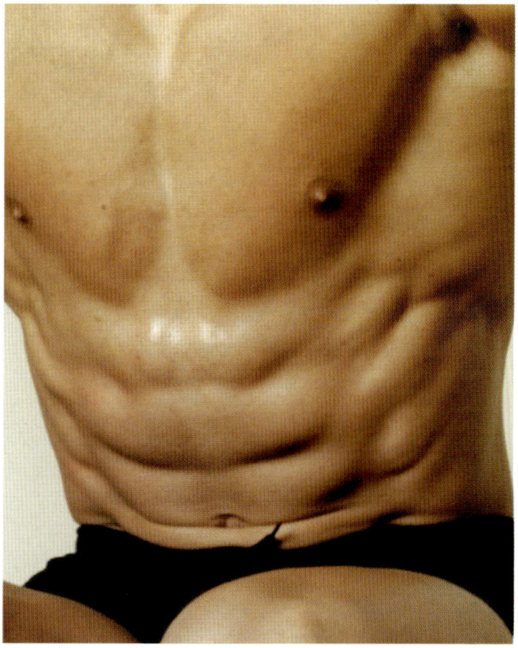

Die geraden und die äußeren schrägen Bauchmuskeln sind bei geringem Körperfettanteil sichtbar; die anderen Bauchmuskelgruppen bleiben hingegen verdeckt.

Der gerade Bauchmuskel

Die zwei Muskelstränge des geraden Bauchmuskels verlaufen vom Brustbein zum Schambein. Sie sind unterteilt in drei ähnlich große Muskelbäuche oberhalb des Bauchnabels und einen etwas größeren Muskelbauch unterhalb des Bauchnabels. Diese Muskelgruppe stellt das erwünschte „Sixpack“ dar; im optimalen Fitnesszustand zeigt sich sogar ein „Eightpack“.

Die inneren und äußeren schrägen Bauchmuskeln

Die äußeren schrägen Bauchmuskeln verlaufen von den Außenseiten der unteren Rippen zum Becken; die inneren schrägen Bauchmuskeln verlaufen vom Becken zu den Innenseiten der unteren Rippen. Sie unterstützen den geraden Bauchmuskel beim Einrollen des Beckens, z. B. „K 1: Crunch“ (siehe S. 28). Bei der Seitneigung des Rumpfes werden die inneren und äußeren schrägen Bauchmuskeln der gleichen Körperseite aktiviert. Bei der Rumpfdrehung nach rechts, z. B. K 2: Seitlicher Crunch“ (siehe S. 29), werden die äußeren schrägen Bauchmuskeln der linken Körperseite und die inneren schrägen Bauchmuskeln der rechten Körperseite gefordert. Bei der Rumpfdrehung nach links verhält sich dies entsprechend umgekehrt.

Der quere Bauchmuskel

Der quere Bauchmuskel verläuft horizontal um den Bauch herum. Er stellt die unterste Schicht der Bauchmuskeln dar und ist nicht sichtbar. Sie können sich diesen Bauchmuskel wie einen Bauchgürtel um die Taille vorstellen. Das Training dieser Muskelgruppe führt aufgrund des horizontalen Muskelverlaufes zur Taillenformung. Am besten wird diese Muskelgruppe mit statischen Halteübungen aktiviert, wie „K 8: Unterarmstütz“ (siehe S. 35).

Die untere Rückenmuskulatur

Diese Muskelgruppe ist auch als Rückenstreckmuskulatur bekannt. Sie verläuft in zwei Strängen vom Becken entlang der Wirbelsäule. Das regelmäßige Training führt zu einer guten Haltung und beugt Rückenbeschwerden vor. Optimale Trainingseffekte erhalten Sie durch Übungen, bei denen das Rumpfaufrichten geübt wird.

Krafttests Bauch und Rücken

Mit den folgenden Tests erfahren Sie, in welcher Verfassung sich Ihre Bauch- und unteren Rückenmuskeln befinden. Bei den Tests müssen für die beiden Muskelgruppen gute, aber auch ähnliche Ergebnisse erreicht werden. Ein einzelner Wertungsunterschied ist unproblematisch. Wenn sich jedoch zwei oder mehr Wertungsunterschiede ergeben, müssen Sie in den nächsten Trainingseinheiten Ihre schwache Muskulatur vorrangig trainieren und die Intensität bei der starken Muskelgruppe beibehalten, bis sich die Kraftverhältnisse angenähert haben. Dieses Vorgehen ist notwendig, da ungleiche Kraftverhältnisse in der Rumpfmuskulatur zu Rückenproblemen führen können.

Bauchmuskulatur

Sie befinden sich in Rückenlage, die Beine sind angewinkelt und die Fersen sind aufgestellt. Heben und senken Sie den Oberkörper, ohne ihn abzulegen. Die gesamte Bewegung erfolgt aus der Bauchmuskulatur. Die Übung wird solange wiederholt, wie Sie diese technisch korrekt ausführen können.

Untere Rückenmuskulatur

Sie befinden sich in Bauchlage, die Arme sind nach vorn gestreckt und die Stirn ist aufgelegt. Spannen Sie Bauch- und Gesäßmuskulatur an. Heben Sie gleichzeitig Kopf, Arme und Beine ab. Die Arme sind etwas höher als der Kopf, die Stirn wird parallel zum Boden gehalten und die Beine sind gestreckt. Achten Sie auf angespannte Bauchmuskulatur. Halten Sie diese Position, solange Sie sie korrekt ausführen können.

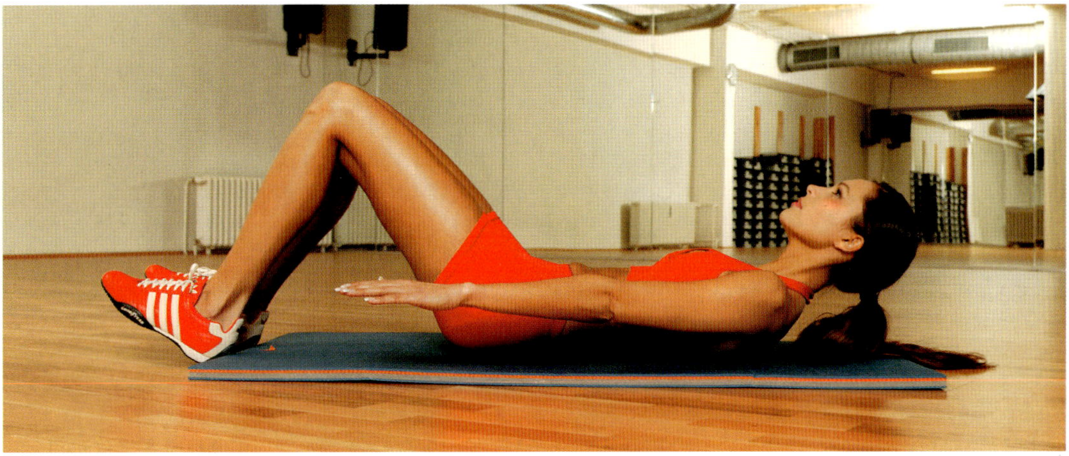

Der Bauchmuskeltest.

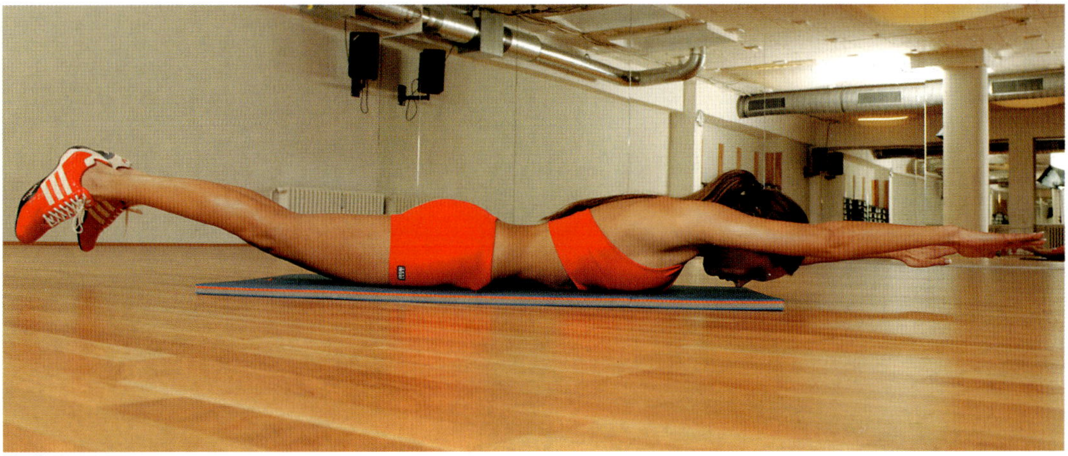

Der Rückenmuskeltest.

Wiederholungen Bauch	**Haltedauer Rücken**	**Wertung**
weniger als 5 Wdh.	weniger als 10 Sek.	ungenügend
mindestens 5 Wdh. / weniger als 10 Wdh.	mindestens 10 Sek. / weniger als 25 Sek.	schwach
mindestens 10 Wdh. / weniger als 17 Wdh.	mindestens 25 Sek. / weniger als 60 Sek.	mittel
mindestens 17 Wdh. / weniger als 30 Wdh.	mindestens 60 Sek. / weniger als 90 Sek.	gut
mindestens 30 Wdh.	mindestens 90 Sek.	sehr gut

Teil II: Krafttraining

Mit Krafttraining vergrößern Sie den Umfang Ihrer Muskelmasse. Trainieren Sie regelmäßig und steigern Sie kontinuierlich die Trainingsreize. Das stellt sicher, dass der Körper sein Leistungsvermögen steigert, um sich den Trainingsanforderungen anzupassen.

Wichtig ist es, dass Sie im Sixpack-Training die Bauchmuskulatur und die untere Rückenmuskulatur gleichmäßig trainieren. Auch sollten Sie regelmäßig alle anderen großen Muskelgruppen kräftigen. Dadurch verbessern Sie nicht nur die Körperhaltung und formen die Körperproportionen, sondern steigern durch die größere Muskelmasse auch den Energiegrundumsatz des Körpers. So gelingt es Ihnen bereits innerhalb einer kurzen Zeitspanne, überschüssiges Körperfett abzubauen und Ihr Sixpack zu erreichen.

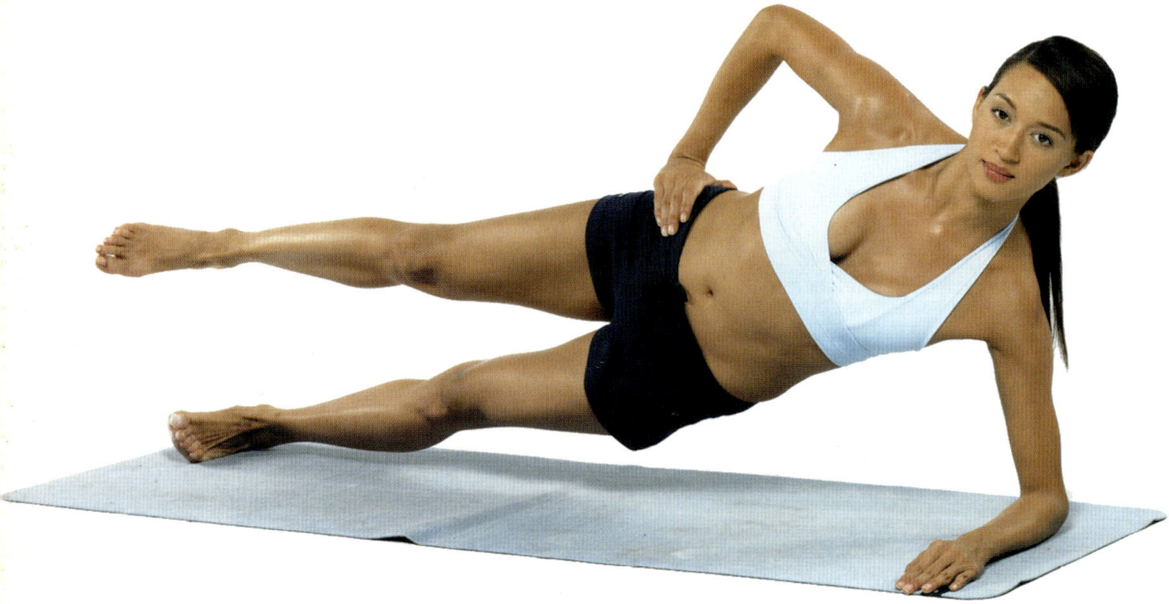

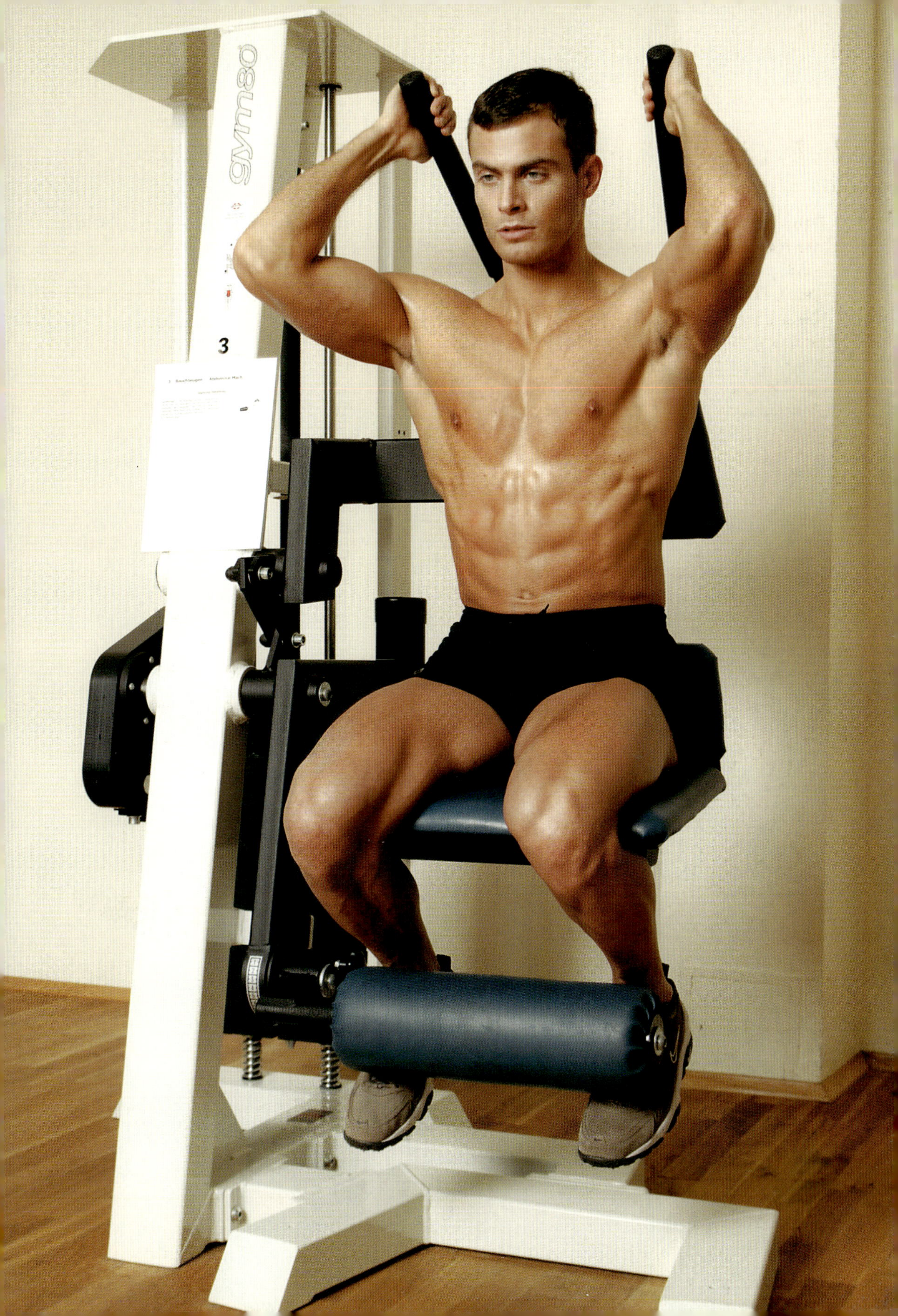
gym80
3

1. Trainingsmethoden

Sie erreichen die besten Erfolge in Ihrem Krafttraining, wenn Sie die Kraftausdauer-Methode oder die Muskelaufbau-Methode nutzen. Die Kraftausdauer-Methode hat die vorrangigen Ziele einer schlanken Körperformung und die Verbesserung der Kraftausdauer. Die Muskelaufbau-Methode dient der Bildung eines eher muskulösen Körpers und der Vergrößerung der Maximalkraft. Mit Intensivierungstechniken können Sie die Trainingsintensität steigern.

Kraftausdauer-Methode

Anwender:	Einsteiger, Fortgeschrittene
Wiederholungen:	15-30
Bewegungstempo:	langsam bis zügig
Intensität je Satz (subjektives Empfinden):	mittel bis schwer
Pause zwischen zwei Sätzen:	1-2 Minuten
Trainingsziele:	Verbesserung Kraftausdauer, Körperdefinition

Wählen Sie den Schwierigkeitsgrad der Übung so, dass Sie 15-30 Wiederholungen in einem Satz ausführen können. Das Bewegungstempo kann langsam bis zügig sein, wobei es wichtig ist, gleichmäßig zu atmen. Am Ende sollten Sie sich mittel bis schwer beansprucht fühlen.
Pausieren Sie zwischen zwei Sätzen 1-2 Minuten. Als Variante können Fortgeschrittene direkt nach einem Durchgang einen Satz für den Muskel-Gegenspieler ausüben, z. B. kann so die vordere und die hintere Oberarmmuskulatur trainiert werden. Durch dieses Vorgehen hat der zuerst trainierte Muskel genügend Zeit, sich zu regenerieren, und kann danach wieder beansprucht werden.
Das vorrangige Ziel dieser Methode ist die Verbesserung der Kraftausdauer und die Formung eines schlanken, kräftigen Körpers.

Muskelaufbau-Methode

Anwender:	Leicht- und Fortgeschrittene
Wiederholungen:	8-12
Bewegungstempo:	langsam
Intensität je Satz (subjektives Empfinden):	schwer bis sehr schwer
Pause zwischen zwei Sätzen:	2-3 Minuten
Trainingsziele:	Muskelaufbau, Steigerung Maximalkraft

Wählen Sie den Schwierigkeitsgrad der Übung so, dass Sie 8-12 Wiederholungen in einem Satz ausführen können. Machen Sie die Bewegungen eher langsam. Am Ende sollten Sie sich schwer bis sehr schwer belastet fühlen, aber Fehlstellungen und Ausweichbewegungen vermeiden können.
Pausieren Sie zwischen zwei Sätzen 2-3 Minuten. Als Variante können Sie direkt nach einem Durchgang einen Satz für den Muskel-Gegenspieler ausüben.
Vorrangige Ziele dieser Methode sind der Aufbau von Muskelmasse und die Steigerung der Maximalkraft.

Intensivierungstechniken

Sie können die Muskelbeanspruchung beim Krafttraining während den Übungen mit den folgenden zwei Vorgehensweisen erhöhen.

1. Halten der Endposition

Die Übungen werden intensiviert, wenn Sie bei jeder Wiederholung für etwa 3 Sekunden in der Endposition bleiben. Gleichzeitig wird die Muskulatur mit maximaler Kraft angespannt. Halten Sie dabei nicht die Luft an, sondern atmen Sie gleichmäßig weiter.

2. Teilbewegungen in der Endposition

Auch Teilbewegungen sind eine sinnvolle Variante zur Steigerung der Muskelaktivität. Damit ist gemeint, dass Sie sich in die Endposition bewegen und von dort kleine, langsame Bewegungen nach oben und wieder nach unten machen. Durch die Ausführung der Wiederholungen im Bereich höchster Muskelaktivität wird ein besseres Trainingsergebnis erreicht. Achten Sie auch hierbei darauf, gleichmäßig zu atmen.

2. Trainingsregeln

Beachten Sie die folgenden Regeln für das Krafttraining, damit Sie optimale Trainingseffekte erreichen.

Kontrollieren der Befestigung

Prüfen Sie vor Hantelübungen immer den Hantelverschluss.

Stabile Ausgangsposition

Nehmen Sie eine stabile Ausgangsposition ein, damit Sie sich vollständig auf die Übungsdurchführung konzentrieren können. Spannen Sie die Bauchmuskulatur an, um den Oberkörper zu stabilisieren, und halten Sie den Rücken gerade. Bei Übungen im Stand wird zusätzlich die Gesäßmuskulatur aktiviert.

Überprüfen der Position

Kontrollieren Sie regelmäßig Ihre Ausgangsposition und die Übungsdurchführung vor einem Spiegel. Achten Sie darauf, dass die Schultern auf gleicher Höhe bleiben. Wenn während der Übung die Handgelenke abgeknickt werden, besteht die Gefahr von Sehnenscheidentzündungen. Vermeiden Sie deshalb ein Abknicken der Handgelenke.

Konzentration auf Muskel

Konzentrieren Sie sich bei jeder Übung auf die Zielmuskulatur und nehmen Sie während der Übungsdurchführung deren Aktivität bewusst wahr. Dadurch werden die besten Ergebnisse erzielt. Ungeübten fällt die konzentrierte Trainingsausführung zu Anfang noch etwas schwer, doch werden sie sich diese mit fortschreitender Praxis aneignen.

Gleichmäßige Bewegungen

Machen Sie die Übungen in gleichmäßigen, eher langsamen Bewegungen. Achten Sie auf eine technisch korrekte Ausführung. Ziel des gesundheitsorientierten Krafttrainings ist es, die Muskulatur effektiv zu trainieren und nicht, das größtmögliche Gewicht zu bewegen.

Keine Ausweichbewegungen

Vermeiden Sie es, Schwung zu holen, ebenso Ausweichbewegungen durch den Einsatz anderer Muskelgruppen. Sie werden beispielsweise bei „K 20: Bizepscurl" feststellen, wie die vordere Oberarmmuskulatur zittert und ermüdet. Durch ruckartige Bewegungen, Verdrehen der Schulter und Anheben des Nackens gelingt es Ihnen vielleicht, die Hantel einmal mehr anzuheben. Dadurch wird der Oberarm aber nicht besser trainiert, sondern ein Teil der Arbeit von der Schulter- und der Nackenmuskulatur übernommen. Wenn Sie jedoch diese Muskelgruppen kräftigen wollen, dann machen Sie das ganz gezielt mit den speziell dafür vorgesehenen Übungen.

Muskel bleibt aktiviert

Die Zielmuskulatur muss während der gesamten Übungsdurchführung aktiviert bleiben. Sie dürfen beispielsweise bei „K 1: Crunch" den Oberkörper nicht ablegen, damit die Bauchmuskulatur in Spannung bleibt. Die Muskelaktivität nimmt während des Oberkörperanhebens zu und ist in der Endposition am Größten, deshalb kann die Übung auch durch Halten der Endposition und Teilbewegungen intensiviert werden.

Anstrengen, aber keine Schmerzen

Sie dürfen sich bei den Übungen anstrengen und verausgaben. Im Kraftausdauer-Training können Sie viele Wiederholungen machen und im Muskelaufbau-Training schwere Gewichte bewegen. Wenn jedoch Schmerzen auftreten, muss die Übung unterbrochen werden. Lassen die Schmerzen im Ruhezustand nach, überlegen Sie, was die Ursache war, beispielsweise eine fehlerhafte Körperhaltung, und versuchen Sie die Ausführung erneut. Tritt der gleiche Schmerz wieder auf, stoppen Sie die Übung und machen Sie die nächste, die in Ihrem Trainingsplan steht. Lassen die Schmerzen auch im Ruhezustand nicht nach, beenden Sie das Training und konsultieren Sie Ihren Arzt.

Beide Seiten und alle wichtigen Muskelgruppen trainieren

Führen Sie Übungen für die linke und die rechte Körperseite immer mit gleicher Intensität aus. Achten Sie darauf, dass Sie Ihren Körper ausgeglichen trainieren. Sie müssen in Ihr Wochentrainingsprogramm alle großen Muskelgruppen integrieren. Intensive und mehrmals wöchentlich angesetzte Trainingseinheiten können ebenso wie zeitliche Einschränkungen dazu führen, dass das Programm aufgeteilt werden muss.

Regelmäßig Trainieren

Nur durch regelmäßiges Training können Sie Ihre Körperformen deutlich verändern und die Muskulatur kräftigen. Dazu sollten Einsteiger mindestens zweimal pro Woche trainieren, Fortgeschrittene noch häufiger. Pausieren Sie für längere Zeit, baut sich die Muskulatur langsam wieder ab. Versuchen Sie deshalb auch in Phasen, in denen Ihnen wenig Zeit zur Verfügung steht, mindestens einmal pro Woche zu trainieren. Wenn Sie allerdings krank sind, müssen Sie auf das Training verzichten, da ansonsten der Heilungsprozess gefährdet wird.

Belastung langsam steigern

Trainingseinsteiger führen die Übungen mit geringer Belastung aus. Wählen Sie die Intensitäten/Gewichte eher zu niedrig als zu hoch. Die Muskulatur gewöhnt sich schneller an neue Anforderungen als die Sehnen und Bänder. Deshalb muss der Körper langsam auf eine Übungsintensivierung vorbereitet werden. Erhöhen Sie zuerst die Wiederholungs- und Satzzahlen, bevor Sie die Intensitäten/Gewichte steigern. Wenn die Beanspruchung zu schnell vergrößert wird, besteht die Gefahr, dass der Körper Schaden nimmt.

Zur Übungszusammenstellung

In diesem Abschnitt bekommen Sie die wirkungsvollsten Übungen für das Training von Bauch- und unterer Rückenmuskulatur vorgestellt. Es werden Übungen gezeigt, mit denen Sie im Training zuhause ebenso wie im Fitness-Studio die Rumpfmuskulatur kräftigen können. Einige Übungen sind zwar nur an Geräten möglich, doch sind Alternativübungen vorhanden, die die gleichen Muskelgruppen aktivieren.
Außerdem werden wichtige Grundübungen vorgestellt, mit denen Sie alle großen Muskelgruppen des Körpers trainieren. Bei der Auswahl dieser Übungen wurde darauf geachtet, dass Sie das Training mit Körpergewicht und Kleingeräten ausführen können, so dass auch zuhause ein effektives Körpertraining möglich ist.

Die Atmung

Am besten führen Sie die Übungen eher langsam aus und atmen dabei durchgehend gleichmäßig. Sie dürfen hingegen nicht den Atemrhythmus unterbrechen, denn dann würde der Körper ungenügend mit Sauerstoff versorgt, was ein erhebliches Gesundheitsrisiko darstellt.
Wenn Sie jedoch Übungen schnell und mit hohen Gewichten/Intensitäten ausführen, atmen Sie beim Absenken ein und atmen Sie in der Anstrengungsphase beim Strecken oder Aufrichten aus. Bei schneller Ausführung der Übung „K 22: Beidbeinige Kniebeuge“ beispielsweise atmen Sie beim Beugen der Beine ein und beim Strecken der Beine aus.
Behalten Sie Ihren Atemrhythmus während aller Wiederholungen bei. Wenn Sie zur Intensivierung die Endposition einige Sekunden halten, atmen Sie währenddessen bewusst ein und aus.

Durchführung der Übung

Nehmen Sie die Ausgangsposition ein und führen Sie die Übung entsprechend der Übungsbeschreibung durch. Wiederholen Sie die Durchführung so oft, wie dies die von Ihnen genutzte Trainingsmethode verlangt. Sie müssen eine Intensität oder ein Gewicht wählen, mit dem Sie die Wiederholungen technisch korrekt – ohne Fehlstellungen und Ausweichbewegungen – ausführen können (siehe S. 24-25). Auch wenn eine Übung nur zu einer Seite beschrieben ist, müssen Sie immer beide Körperseiten kräftigen.
Bei den Übungen wird hervorgehoben, ob eine Muskulatur vorrangig (★★) oder mitgekräftigt wird (★).

3. Übungen für Bauch und unteren Rücken

K 1: Crunch

Kräftigung:
- ★★ gerade Bauchmuskulatur, insbesondere oberer Anteil
- ★ schräge und quere Bauchmuskulatur

Ausgangsposition:
Sie liegen auf dem Rücken, die Arme sind nach unten gestreckt. Ziehen Sie die Beine an und stellen Sie die Fersen auf. Drücken Sie die Fersen etwas auf den Boden, um ein Hohlkreuz während der Übung zu vermeiden.

Übungsdurchführung:
Heben Sie langsam den Oberkörper an und ziehen Sie gleichzeitig das Kinn leicht zur Brust. Die gesamte Bewegung erfolgt aus der Bauchmuskulatur, ohne Schwung zu holen. Die Endposition halten Sie für etwa 3 Sekunden, wobei Sie die Bauchmuskulatur mit maximaler Kraft anspannen und gleichmäßig atmen. Dann senken Sie den Oberkörper langsam nach unten, ohne ihn abzulegen, damit die Muskulatur in Spannung bleibt. Anschließend wird die Übung wiederholt.

Variante:
Zur Intensivierung der Übung können Sie eine Hantelscheibe auf dem Brustkorb halten.

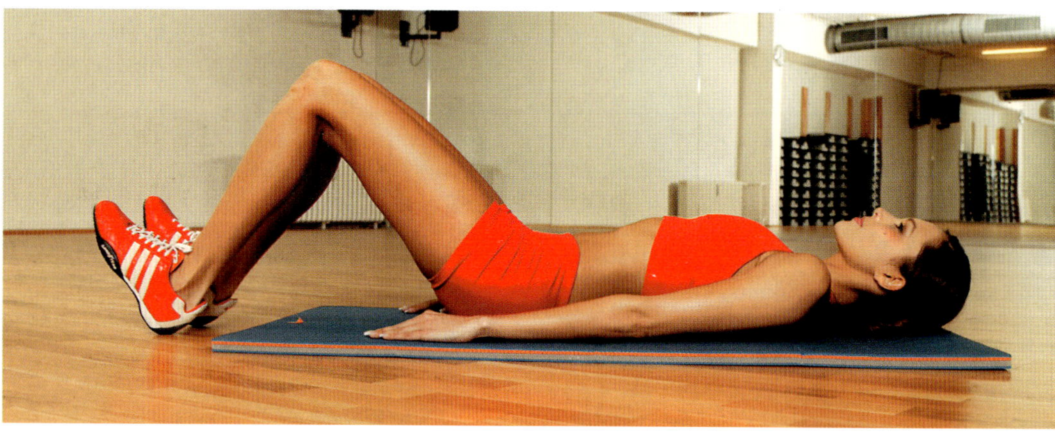

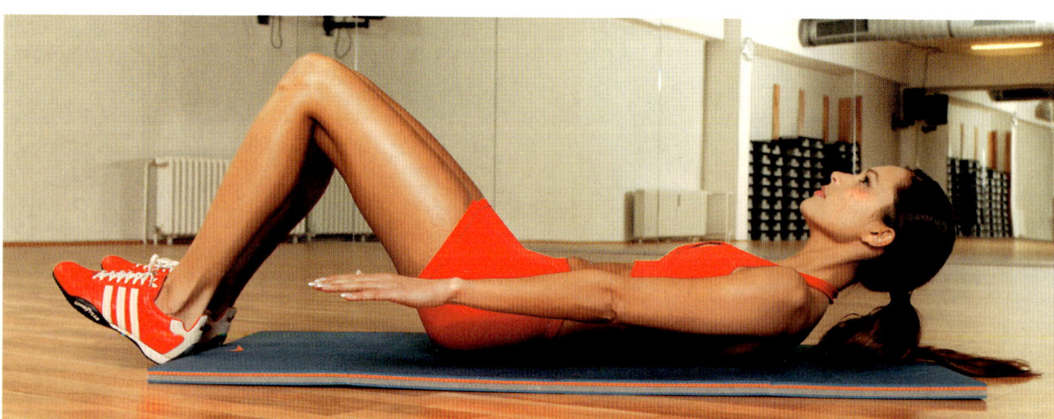

K 2: Seitlicher Crunch

Kräftigung:
★★ gerade und schräge Bauchmuskulatur
★ quere Bauchmuskulatur

Ausgangsposition:
Sie liegen auf dem Rücken, die Beine sind angezogen und die Fersen sind aufgestellt. Senken Sie die Beine etwas zu einer Seite, um die schräge Bauchmuskulatur in Vorspannung zu bringen. Die Hände strecken Sie zur anderen Seite, zu der Sie dann den Oberkörper aufrichten.

Übungsdurchführung:
Schieben Sie die Arme seitlich nach vorne und richten Sie den Oberkörper zur gleichen Seite auf. Die gesamte Bewegung erfolgt aus der Bauchmuskulatur, ohne Schwung zu holen. Die Endposition halten Sie für etwa 3 Sekunden, wobei Sie die Bauchmuskulatur mit maximaler Kraft anspannen und gleichmäßig atmen. Dann senken Sie den Oberkörper langsam nach unten, ohne ihn abzulegen, damit die Muskulatur in Spannung bleibt. Nach dem Erreichen der geplanten Wiederholungszahl führen Sie die Übung zur anderen Seite aus.

Variante:
Zur Intensivierung der Übung können Sie eine Hantelscheibe auf dem Brustkorb halten.

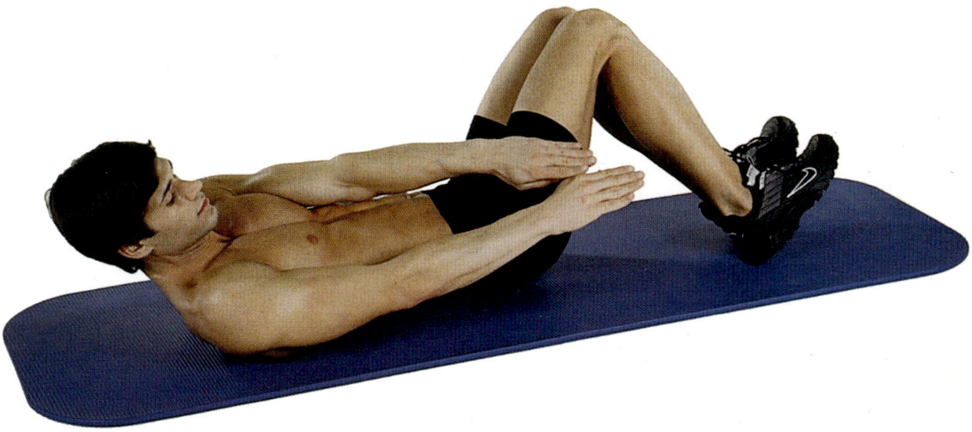

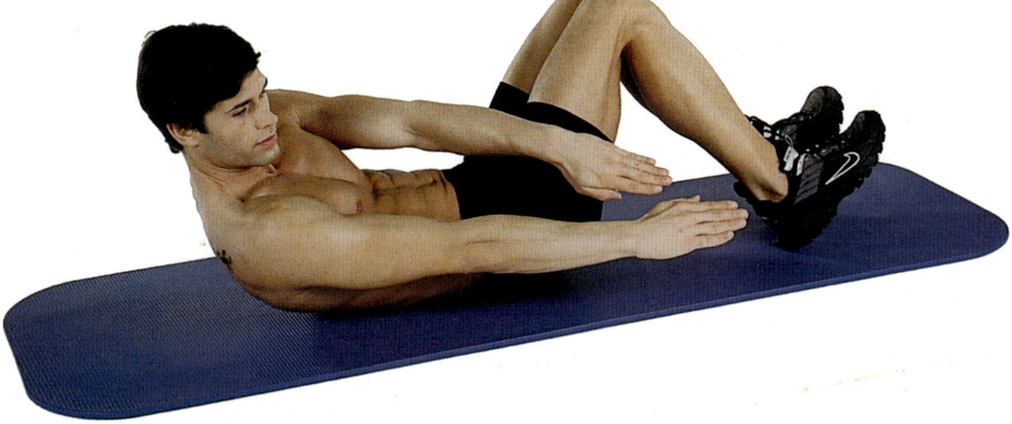

K 3: Seitlicher Crunch mit diagonalem Kniekontakt

Kräftigung:
★★ gerade und schräge Bauchmuskulatur
★ quere Bauchmuskulatur

Ausgangsposition:
Sie liegen auf dem Rücken, die Hände befinden sich an den Schläfen. Die gebeugten Beine halten Sie in der Luft, wobei der Hüftgelenkswinkel etwa 90 Grad beträgt. Dabei behält der untere Rücken Bodenkontakt.

Übungsdurchführung:
Heben Sie den Oberkörper an und drehen ihn zur linken Seite. Gleichzeitig führen Sie rechten Ellbogen und linkes Knie zueinander. Halten Sie kurz die Endposition, bevor Sie sich in die Ausgangsposition zurückbewegen, ohne den Körper abzulegen. Dann führen Sie die Übung zur rechten Seite aus.
Achten Sie auf eine gleichmäßige Atmung und vermeiden Sie es, die Übung mit Schwung auszuführen.

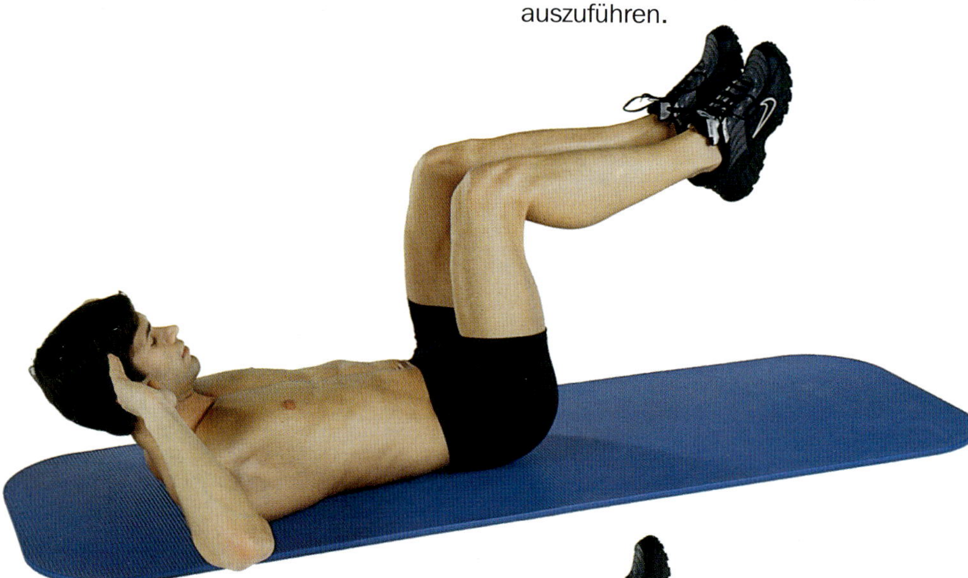

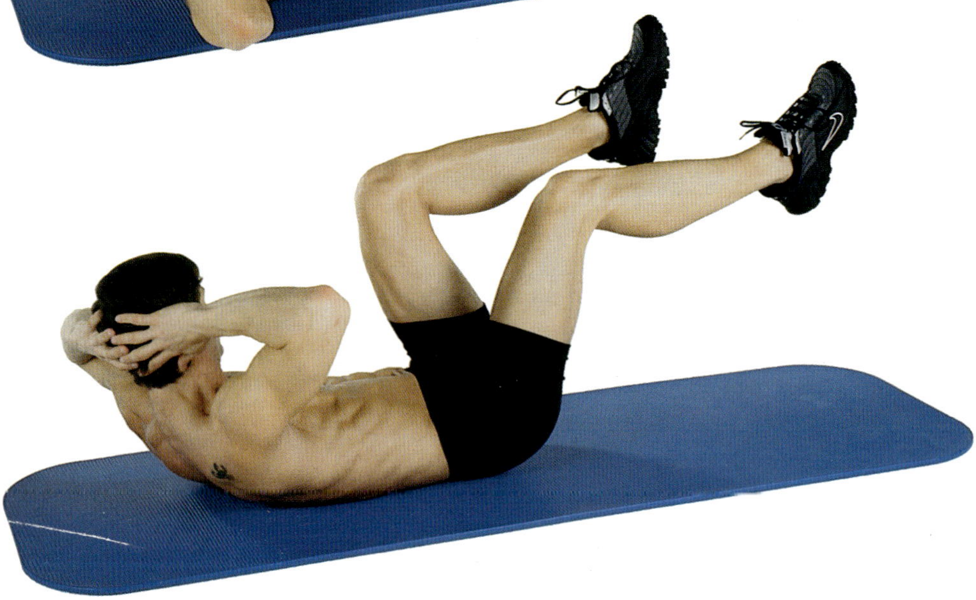

K 4: Käfer

Kräftigung:
★★ gerade und schräge Bauchmuskulatur
★ quere Bauchmuskulatur

Ausgangsposition:
Sie liegen auf dem Rücken, die Arme sind nach oben gerichtet. Heben Sie den Kopf und die gestreckten Arme und Beine vom Boden ab. Dabei behält der untere Rücken Bodenkontakt.

Übungsdurchführung:
Heben Sie den Oberkörper zur rechten Seite an. Gleichzeitig ziehen Sie das rechte Knie zum Körper und fassen mit der linken Hand an die rechte Fußinnenseite. Dann bewegen Sie sich langsam in die Ausgangsposition zurück, ohne den Körper abzulegen. Nun führen Sie die Übung zur linken Seite aus.
Vermeiden Sie es, die Übung mit Schwung auszuführen und ein Hohlkreuz zu bilden. Gelingt Ihnen die Ausführung so nicht, müssen Sie vorerst auf andere Übungen zum Training der Bauchmuskulatur zurückgreifen.

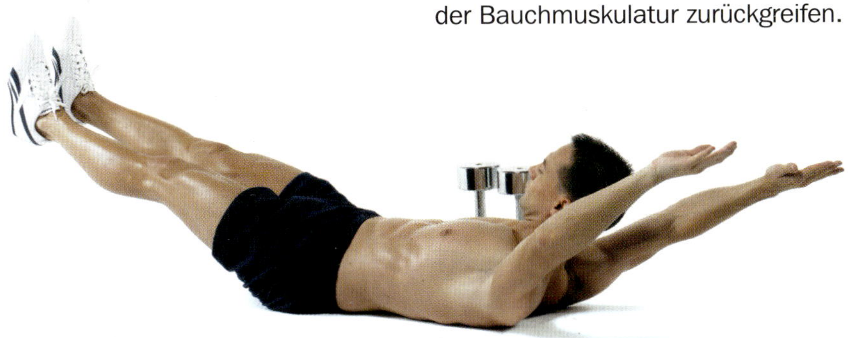

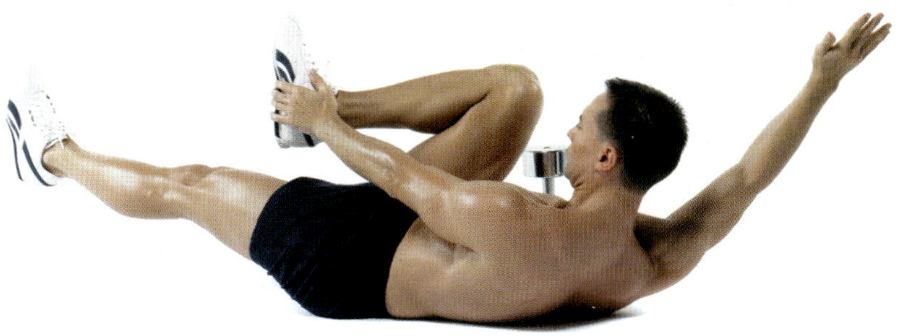

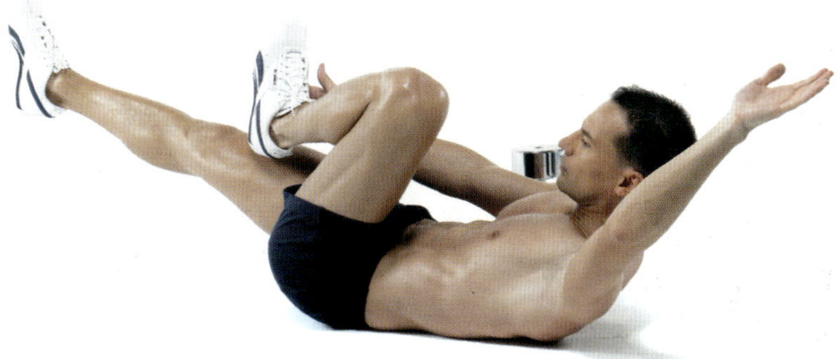

K 5: Reverse Crunch

Kräftigung:

★★ gerade Bauchmuskulatur

★ schräge und quere Bauchmuskulatur

Ausgangsposition:
Sie sitzen auf dem Boden, die Beine sind angezogen und die Fersen sind aufgestellt. Spannen Sie die Bauchmuskulatur an und drücken Sie mit den Fersen leicht auf den Boden, um ein Hohlkreuz während der Übung zu vermeiden. Das Kinn wird etwas zur Brust gezogen.

Übungsdurchführung:
Bewegen Sie den Oberkörper langsam nach unten, wobei die Arme neben dem Körper etwas über dem Boden sind. Während der Übung halten Sie einige Positionen für zirka 10 Sekunden und senken danach den Oberkörper weiter. Die Bewegung bis zum Ablegen des Oberkörpers sollte 30-60 Sekunden dauern. Achten Sie auf eine gleichmäßige Atmung.
Die Ausführung über 30-60 Sekunden entspricht der Ausführung eines Satzes bei den anderen Übungen.

Variante:
Um die Übung zu intensivieren, wird der Oberkörper nicht abgelegt, sondern schrittweise wieder nach oben geführt. Die Übungsdauer kann so auf 60-120 Sekunden verlängert werden.
Fortgeschrittene können eine Hantelscheibe auf dem Brustkorb halten.

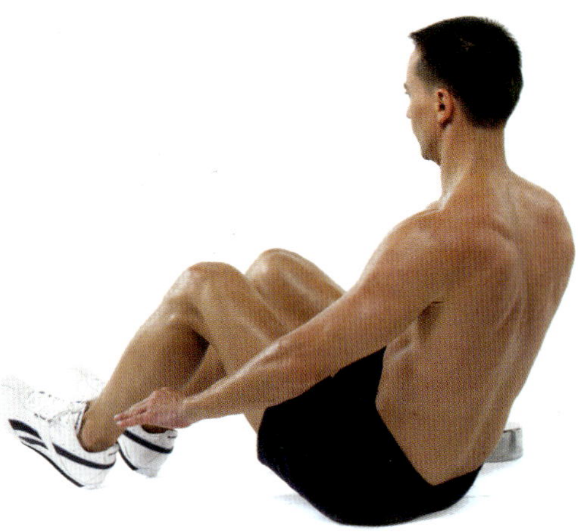

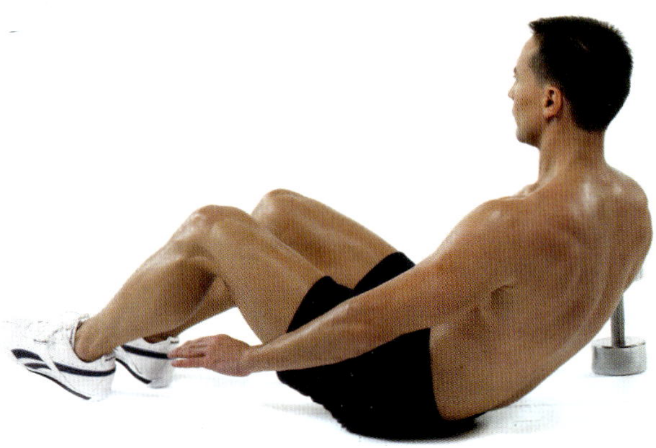

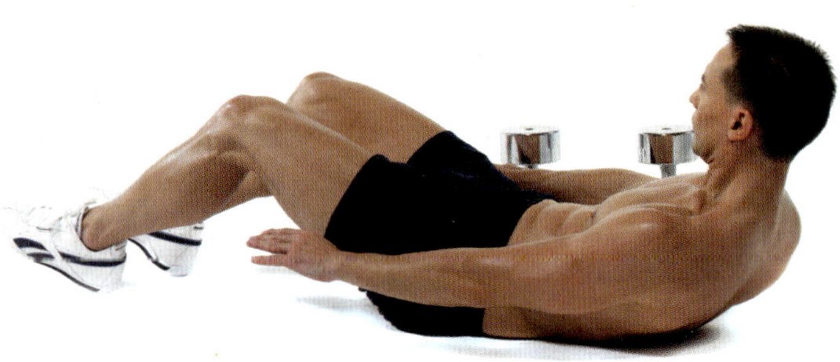

K 6: Crunch auf Bank

Kräftigung:
★★ gerade Bauchmuskulatur
★ schräge und quere Bauchmuskulatur

Ausgangsposition:
Sie befinden sich in Rückenlage auf einer Bank. Die Höhe des Beinpolsters ist so eingestellt, dass das Steißbein noch auf der Bank aufliegt. Nehmen Sie die Hände an die Schläfen oder überkreuzen Sie die Arme vor dem Oberkörper. Spannen Sie die Bauchmuskulatur an.

Übungsdurchführung:
Heben Sie den Oberkörper in einer gleichmäßigen Bewegung an und ziehen Sie gleichzeitig das Kinn leicht zur Brust. Die gesamte Bewegung erfolgt aus der Bauchmuskulatur. Die Endposition halten Sie kurz, bevor Sie den Oberkörper langsam senken, ohne ihn jedoch abzulegen. Anschließend wiederholen Sie die Übung.
Achten Sie darauf, dass Sie gleichmäßig atmen und die Übung ohne Schwung ausführen.

Variante:
Sie intensivieren die Aktivität der schrägen Bauchmuskulatur, indem Sie die Übung mit Körperdrehung abwechselnd zur rechten und linken Seite ausführen.

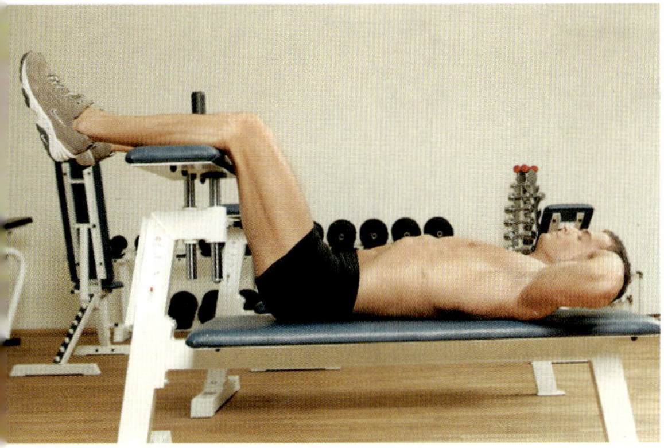

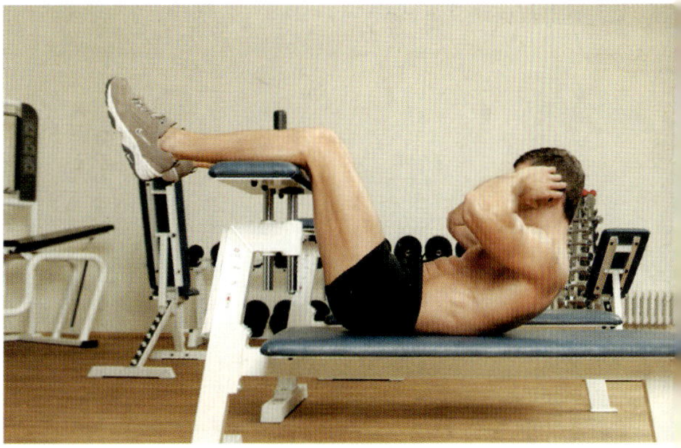

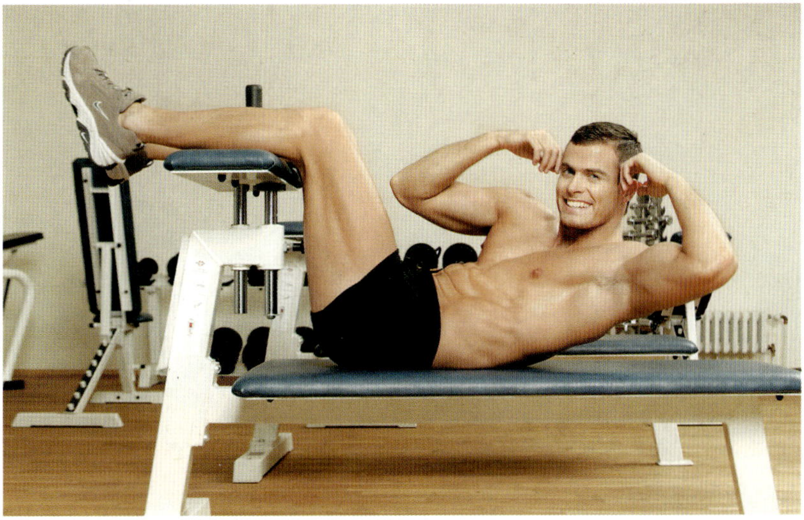

K 7: Becken anheben

Kräftigung:

★★ gerade Bauchmuskulatur, insbesondere unterer Anteil

★ schräge und quere Bauchmuskulatur

Ausgangsposition:
Sie befinden sich in Rückenlage und halten die gebeugten Beine in der Luft. Dabei betragen Knie- und Hüftgelenkswinkel etwa 90 Grad. Die Arme sind auf dem Boden abgelegt. Drücken Sie den unteren Rücken auf den Boden und ziehen Sie das Kinn leicht zur Brust.

Übungsdurchführung:
Heben Sie das Becken durch die Aktivität der Bauchmuskulatur gerade nach oben. Achten Sie darauf, dass Sie mit den Beinen weder nach vorne noch nach hinten ausweichen, und vermeiden Sie ein Hohlkreuz. Halten Sie kurz die Endposition und atmen Sie dabei gleichmäßig weiter. Dann senken Sie das Becken, ohne es abzulegen, und wiederholen die Übung.
Auch wenn Sie das Becken noch nicht anheben können, aktivieren Sie die entsprechende Muskulatur mit maximaler Kraft. Nach einigen Wochen regelmäßigen Trainings wird es Ihnen möglich sein, die Übung entsprechend obiger Beschreibung auszuführen.

Variante:
Einsteiger können die Übung durch leichten Druck mit den Händen auf den Boden vereinfachen.

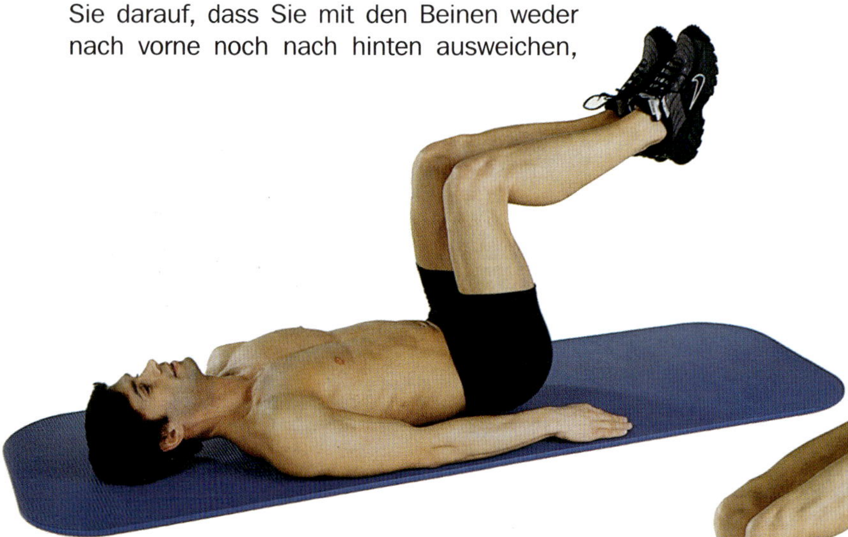

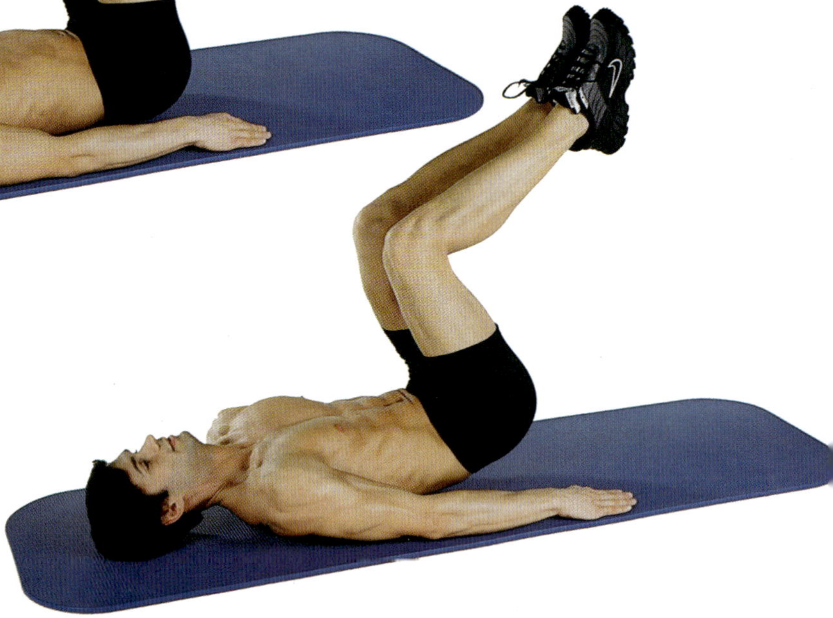

K 8: Unterarmstütz

Kräftigung:
★★ quere Bauchmuskulatur
★ gerade und schräge Bauch-, Schulter- und vordere Oberschenkelmuskulatur

Ausgangsposition:
Sie befinden sich in Bauchlage, die Zehen sind aufgestellt. Stützen Sie sich mit den Unterarmen so ab, dass sich die Ellbogen unter den Schultergelenken befinden. Spannen Sie die Bauchmuskulatur an.

Übungsdurchführung:
Drücken Sie den Oberkörper nach oben, bis der Rücken gerade ist und die Beine gestreckt sind. Spannen Sie die Füße und Ellbogen zueinander und konzentrieren Sie sich auf die Aktivität der Bauchmuskulatur. Die Endposition wird 20-30 Sekunden gehalten. Achten Sie dabei auf eine gleichmäßige Atmung und darauf, dass der Oberkörper nicht ins Hohlkreuz sinkt.
Die statische Ausführung über 20-30 Sekunden entspricht der Ausführung eines Satzes bei den dynamischen Übungen.

Variante:
Fortgeschrittene heben abwechselnd ein Bein an und halten es für einige Sekunden in der Luft.

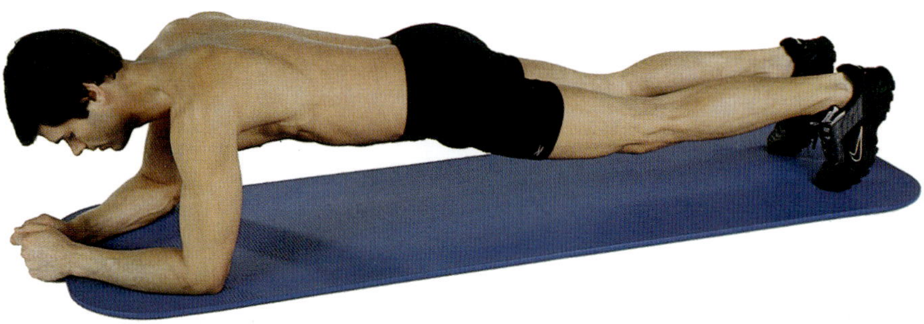

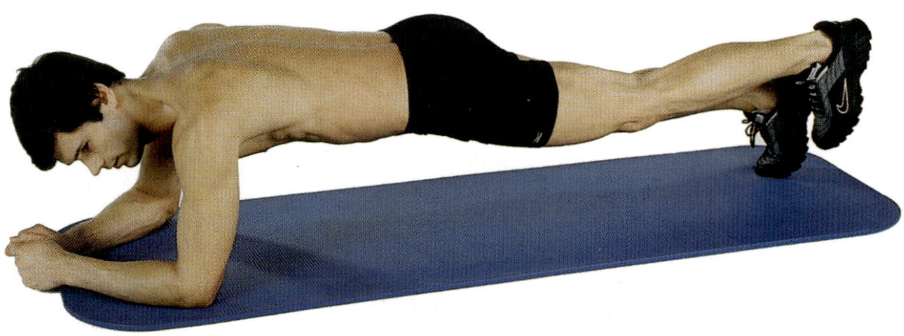

K 9: Seitstütz

Kräftigung:
★★ schräge und quere Bauchmuskulatur
★ gerade Bauch-, äußere Oberschenkel- und Schultermuskulatur

Ausgangsposition:
Sie befinden sich in Seitenlage, der Unterarm ist unterhalb der Schulter aufgesetzt. Das Becken und das untere Bein sind auf dem Boden abgelegt. Bringen Sie Unterarm und Fuß zueinander in Spannung.

Übungsdurchführung:
Heben Sie das Becken und den Oberschenkel an, so dass nur noch die Fußaußenseite den Boden berührt. Halten Sie kurz die Position und bewegen Sie dann das Becken nach unten, ohne es abzulegen. Anschließend wiederholen Sie die Übung.
Achten Sie auf eine gleichmäßige Atmung und vermeiden Sie Ausweichbewegungen durch ein Verdrehen des Oberkörpers.

Variante:
Sie können die Übung intensivieren, indem Sie das obere Bein anheben und den oberen Arm über den Kopf strecken.
Vereinfachen können Sie die Übung, wenn Sie das untere Knie während der Übungsdurchführung auf dem Boden abgelegt lassen.

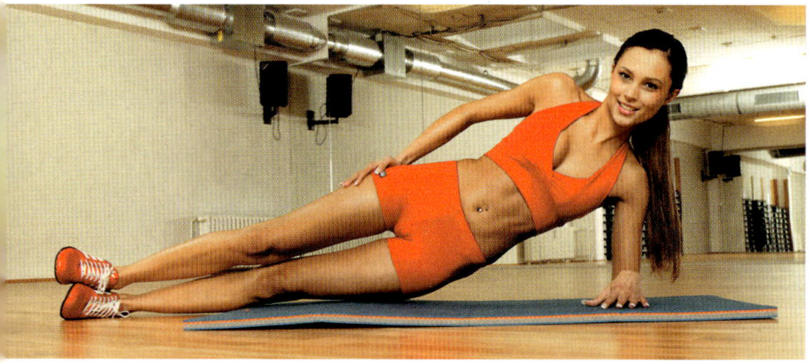

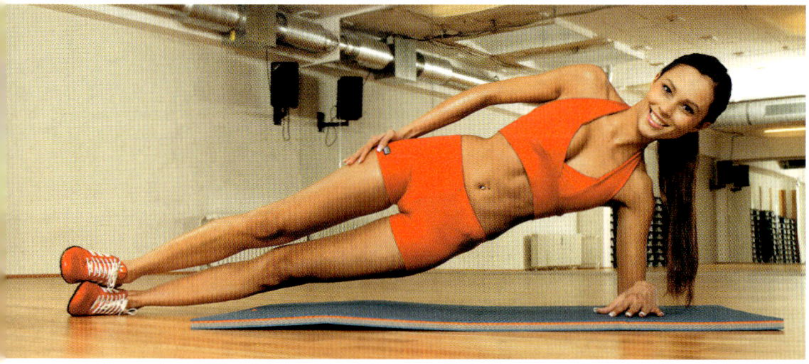

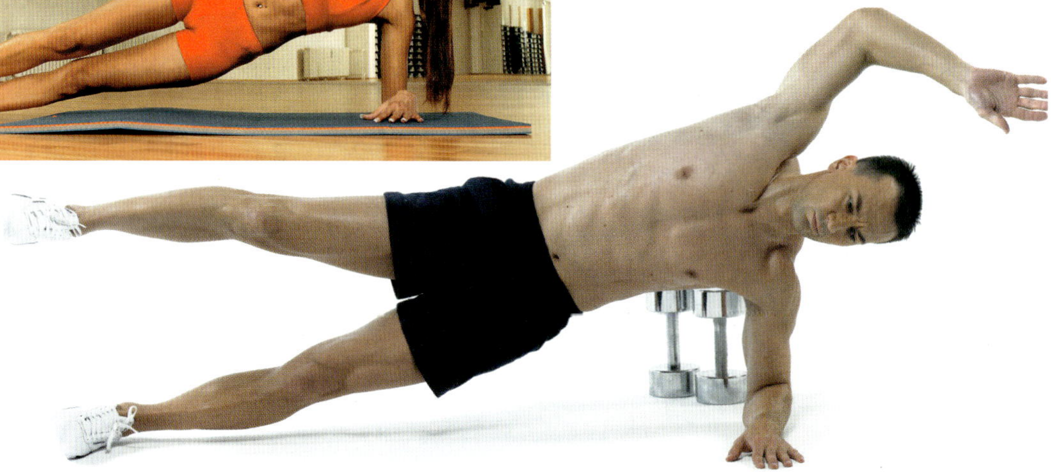

K 10: Bauchtrainer im Sitz

Kräftigung:
★★ gerade Bauchmuskulatur
★ schräge und quere Bauchmuskulatur

Ausgangsposition:
Stellen Sie die Sitzhöhe und die Polster entsprechend Ihrer Größe ein. Die Drehachse des Geräts muss sich etwa in Höhe des Bauchnabels befinden. Greifen Sie die Hebelarme und spannen Sie die Bauchmuskulatur an.

Übungsdurchführung:
Rollen Sie den Oberkörper in einer gleichmäßigen Bewegung nach vorne ein. Dies erfolgt vorrangig über die Kraft der Bauchmuskulatur, die Arme unterstützen so wenig wie möglich. Gleichzeitig bringen Sie die Beine in Richtung des Oberkörpers. Halten Sie kurz die Position, bevor Sie den Oberkörper zurückbewegen, jedoch nur soweit, dass die Bauchmuskulatur noch unter Spannung ist. Dann wiederholen Sie die Übung.
Vermeiden Sie es, Schwung zu holen, und halten Sie die Bauchmuskulatur durchgehend aktiviert.

Variante:
Einige Gerätetypen lassen keine Bewegung der Beine zu. Auch gibt es Maschinen, bei denen die Rückenlehne durch ein Brustpolster ersetzt wird. Der Druck erfolgt dann gegen das Brustpolster.

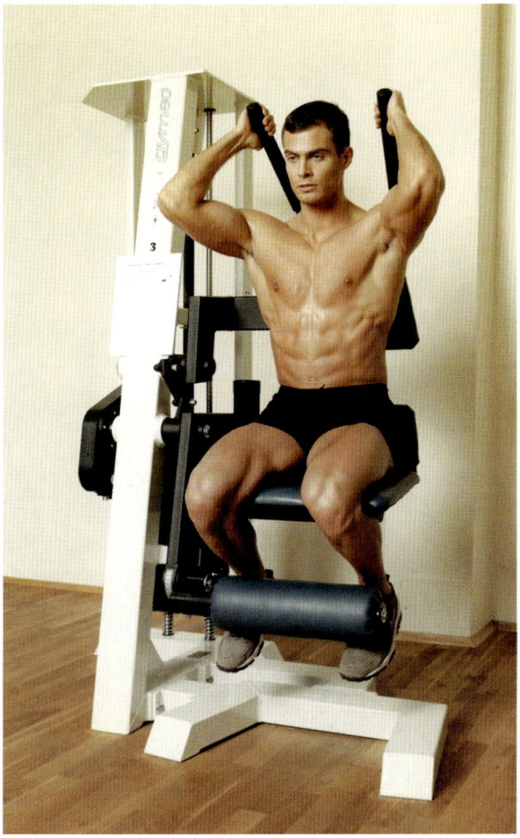

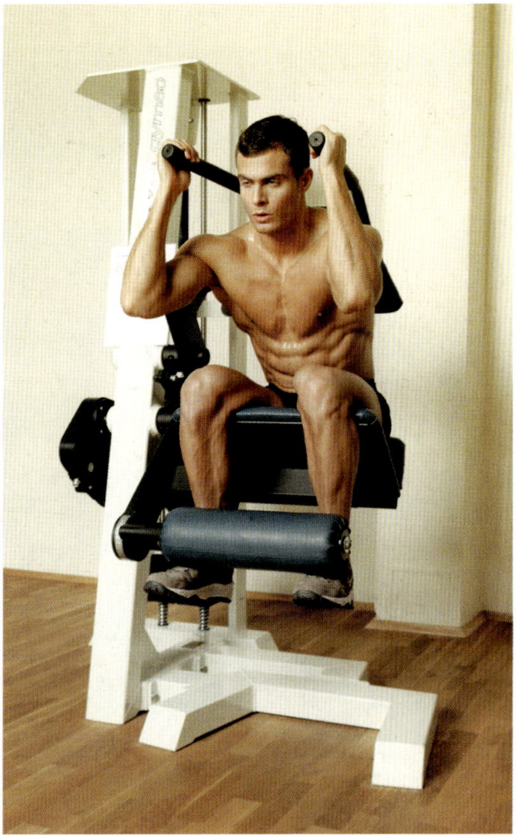

K 11: Seitneigen auf Bank

Kräftigung:
★★ schräge Bauchmuskulatur
★ gerade und quere Bauch- und äußere Oberschenkelmuskulatur

Ausgangsposition:
Sie befinden sich in Seitenlage auf dem Gerät. Die Polsterhöhe ist so eingestellt, dass Sie den Oberkörper frei bewegen können. Die Hände halten Sie an den Schläfen, wobei die Ellbogen nach außen gerichtet sind. Beugen Sie den Oberkörper geringfügig nach unten.

Übungsdurchführung:
Richten Sie den Oberkörper in einer gleichmäßigen Bewegung auf. Fortgeschrittene bringen ihn noch etwas zur Gegenseite. Die gesamte Bewegung erfolgt über die seitliche Bauchmuskulatur. Halten Sie kurz die Position, bevor Sie sich langsam in die Ausgangsposition zurückbewegen. Anschließend wird die Übung wiederholt.
Achten Sie darauf, dass Sie die Übung ohne Schwung ausführen, und vermeiden Sie Ausweichbewegungen mit Hüfte und Oberkörper.

Variante:
Weit Fortgeschrittene können die Übung mit Kurzhanteln intensivieren.

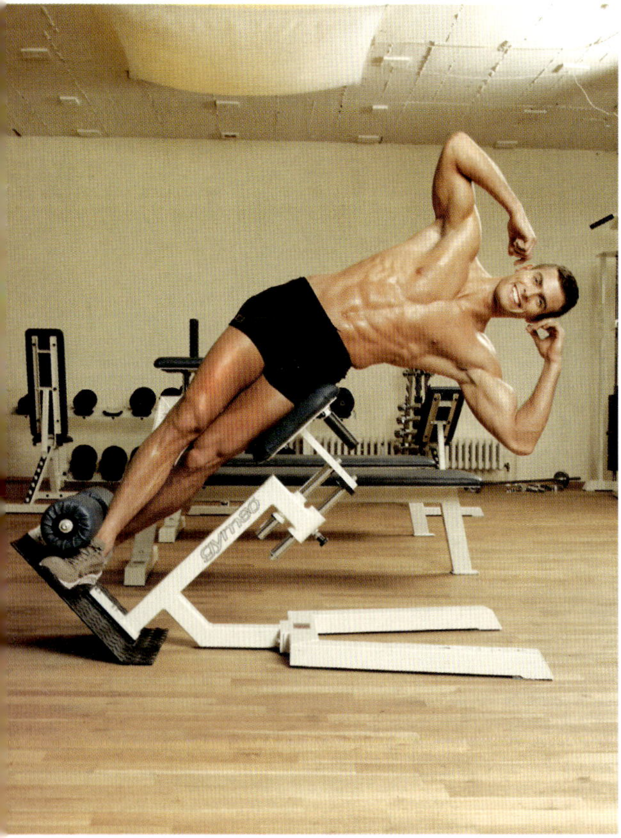

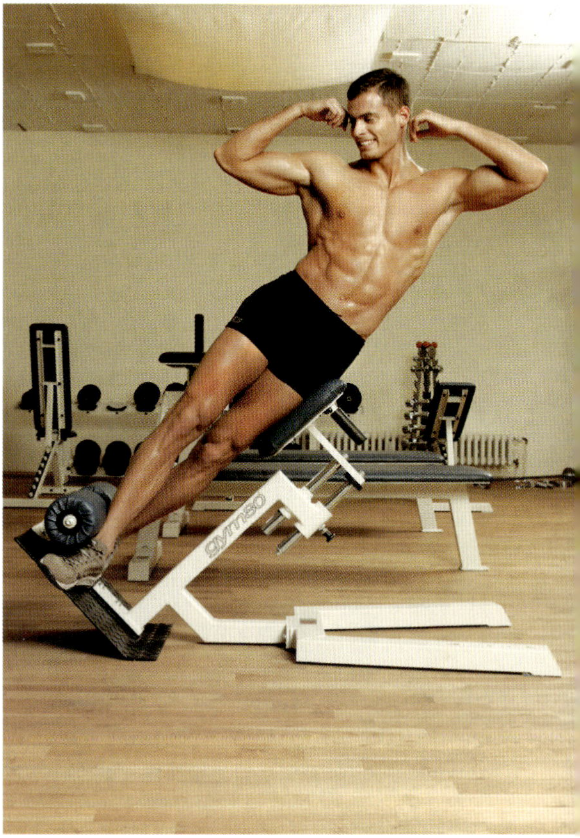

K 12: Arme und Beine anheben

Kräftigung:
- ★★ untere Rückenmuskulatur
- ★ Nacken-, hinterer Anteil der Schulter- und hintere Oberschenkelmuskulatur

Ausgangsposition:
Sie liegen auf dem Bauch, die Arme sind nach oben gestreckt und die Stirn ist aufgelegt. Spannen Sie die Bauch- und die Gesäßmuskulatur an. Zur Vermeidung eines Hohlkreuzes können Sie ein gefaltetes Handtuch unter den Bauch legen.

Übungsdurchführung:
Heben Sie gleichzeitig Kopf, Arme und Beine ab. Die Arme bewegen Sie höher als den Kopf, die Stirn bleibt parallel zum Boden. Die Endposition wird 30-60 Sekunden gehalten. Achten Sie auf gleichmäßige Atmung und angespannte Bauchmuskulatur.
Das Halten dieser Position entspricht der Durchführung eines Satzes bei den dynamischen Übungen.

Variante:
Fortgeschrittene intensivieren die Übung mit Kurzhanteln und Fußgelenksgewichten.
Einsteiger können die Übung vereinfachen, indem sie Kopf, linken Arm und rechtes Bein abheben. Anschließend führen sie die Übung mit rechtem Arm und linkem Bein aus.

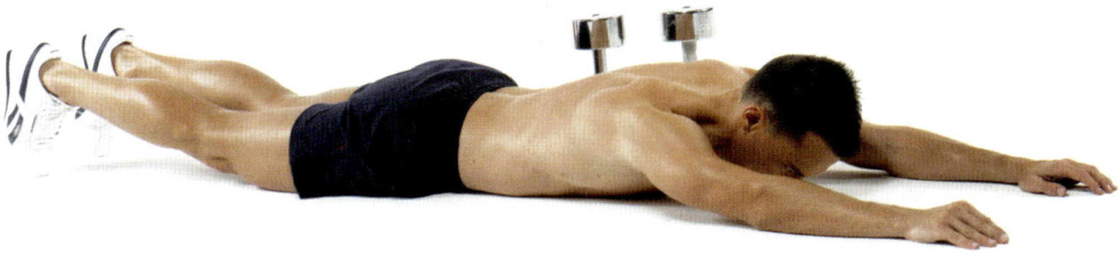

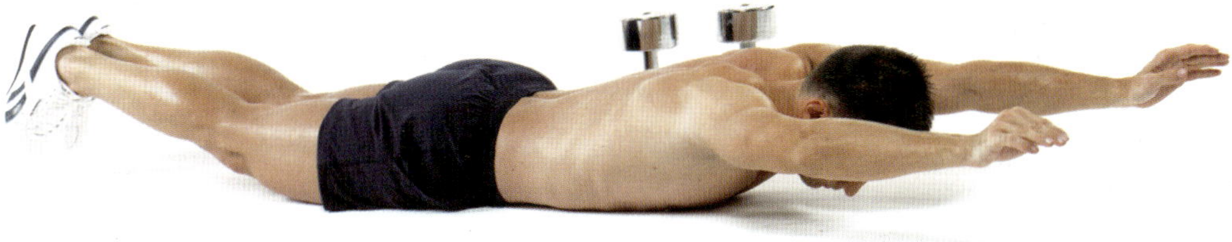

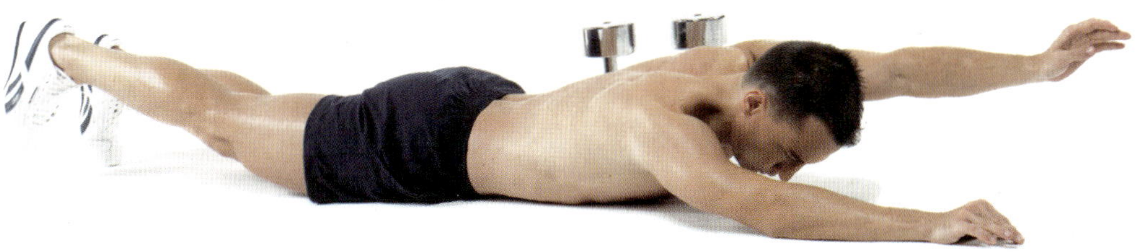

K 13: Oberkörper vorbeugen

Kräftigung:

★★ untere Rückenmuskulatur

★ hintere Oberschenkel-, Gesäß-, Nacken- und hinterer Anteil der Schultermuskulatur

Ausgangsstellung:

Aus dem aufrechten Stand bewegen Sie den Oberkörper etwas nach vorne, wobei die Beine leicht gebeugt und schulterbreit auseinander sind. Vor den Oberschenkel halten Sie Kurzhanteln. Spannen Sie die Bauch- und die Gesäßmuskulatur an, um die Position zu stabilisieren.

Übungsdurchführung:

Verlagern Sie den Oberkörper nach vorne, wobei Sie das Gesäß nach hinten schieben und den Rücken gerade halten. Bleiben Sie kurz in der Position, bevor Sie sich in die Ausgangsstellung zurückbewegen. Anschließend wird die Übung wiederholt.

Achten Sie auf angespannte Bauchmuskulatur und einen geraden Rücken.

Variante:

Einsteiger müssen zuerst die Übung ohne Zusatzgewicht lernen, da bei fehlerhafter Übungsausführung große Verletzungsgefahr besteht. Die Hände werden dazu in die Hüften gestemmt.

Fortgeschrittene können den Oberkörper bis zur Waagrechten vorbeugen.

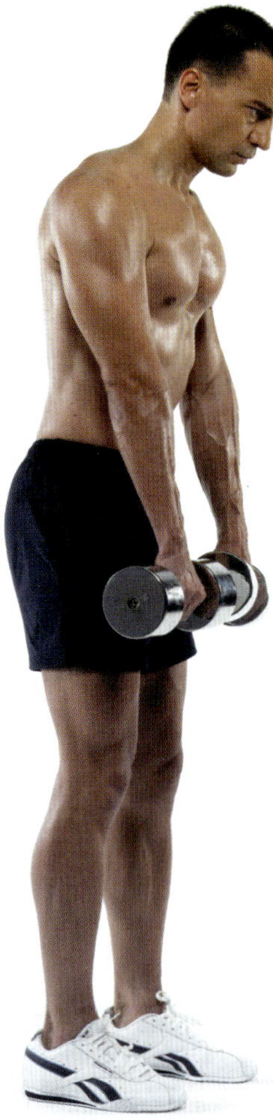

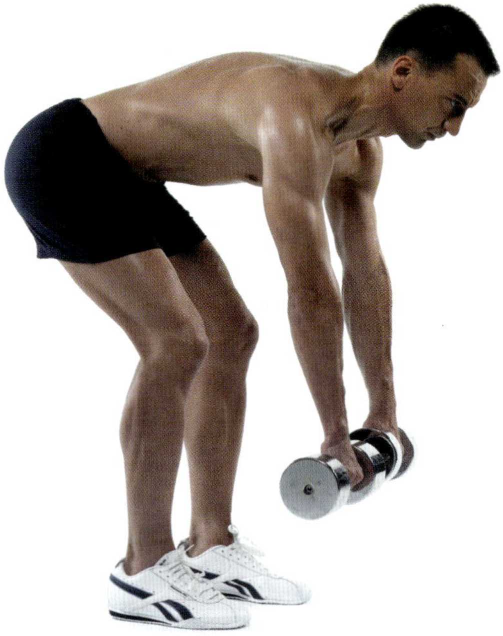

K 14: Rückenstrecker im Liegen

Kräftigung:
★★ untere Rückenmuskulatur
★ hintere Oberschenkelmuskulatur

Ausgangsposition:
Stellen Sie das Beinpolster so ein, dass das Becken frei beweglich ist. Die Füße werden unter dem Fußpolster eingeklemmt, die Hände an die Schläfen oder überkreuz vor dem Oberkörper gehalten. Spannen Sie die Bauchmuskulatur an, um den Rücken zu stabilisieren.

Übungsdurchführung:
Heben Sie langsam den Oberkörper an, bis sich Ihr Körper in einer geraden Linie befindet. Die gesamte Bewegung erfolgt über die Kraft der Rückenmuskulatur. Halten Sie kurz die Endposition, bevor Sie sich langsam in die Ausgangsposition zurückbewegen. Anschließend wird die Übung wiederholt.
Vermeiden Sie es, Schwung zu holen, und achten Sie auf geraden Rücken und angespannte Bauchmuskulatur.

Variante:
Fortgeschrittene können die Übung mit Kurzhanteln oder Hantelscheibe intensivieren.

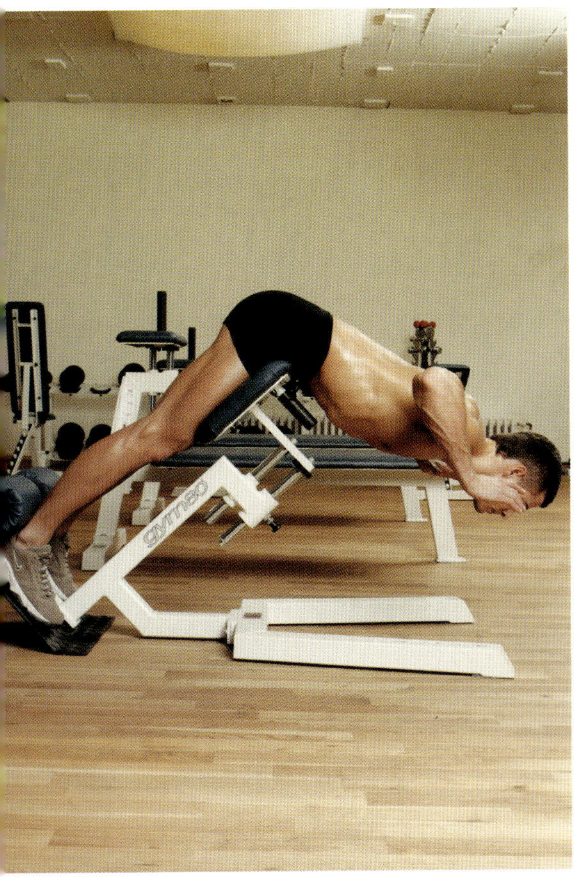

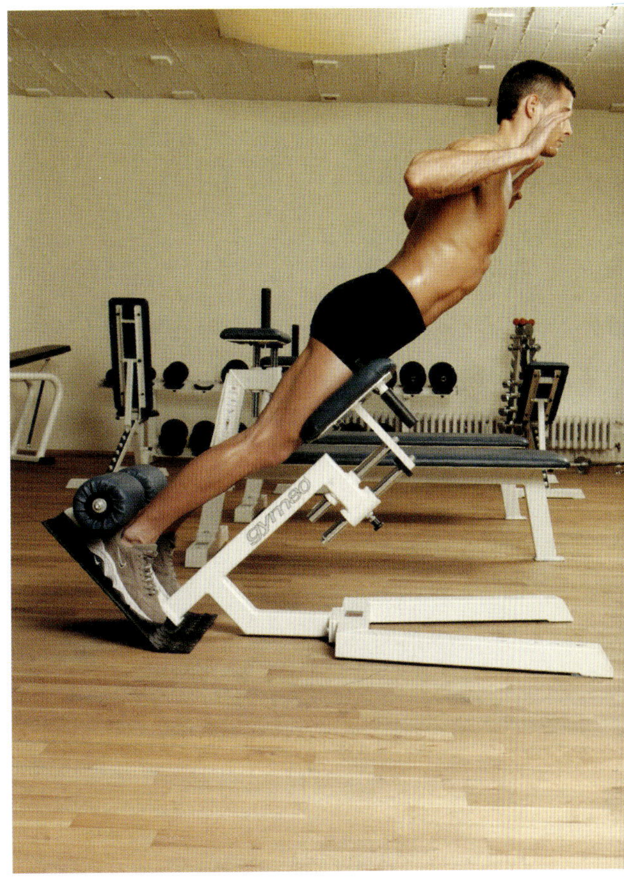

K 15: Rückenstrecker im Sitz

Kräftigung:
★★ untere Rückenmuskulatur

Ausgangsposition:
Stellen Sie die Sitzhöhe und die Polster entsprechend Ihrer Größe ein. Die Drehachse muss sich etwa in Höhe des Bauchnabels befinden und das Rückenpolster auf Höhe der Schulterblätter. Stellen Sie die Beine leicht gebeugt und schulterbreit auf, nehmen Sie die Hände vor den Brustkorb und spannen Sie die Bauchmuskulatur an.

Übungsdurchführung:
Drücken Sie den Oberkörper gleichmäßig gegen den Widerstand nach hinten. Die Bewegung erfolgt über die Kraft der Rückenmuskulatur. Halten Sie kurz die Endposition, bevor Sie den Oberkörper langsam in die Ausgangsposition zurückbringen, jedoch nur soweit, dass die Muskelspannung aufrechterhalten bleibt. Anschließend wiederholen Sie die Übung.
Achten Sie darauf, dass der Rücken gerade bleibt und die Bauchmuskulatur durchgehend aktiviert ist.

Variante:
Einsteiger führen die Übung mit geringem Bewegungsradius aus.

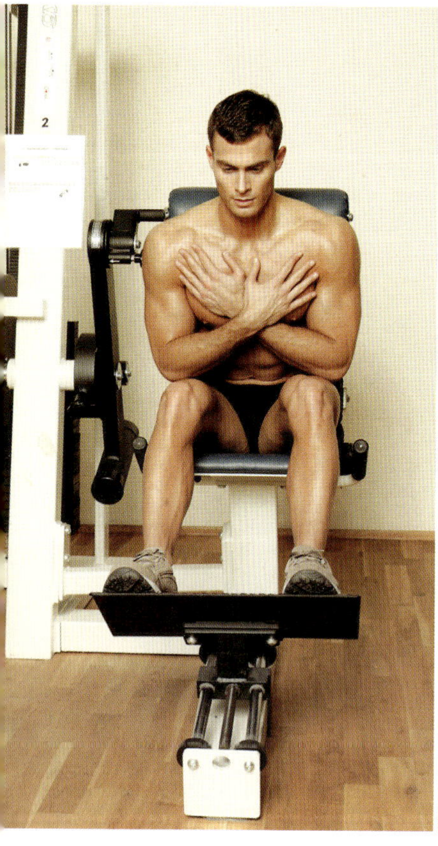

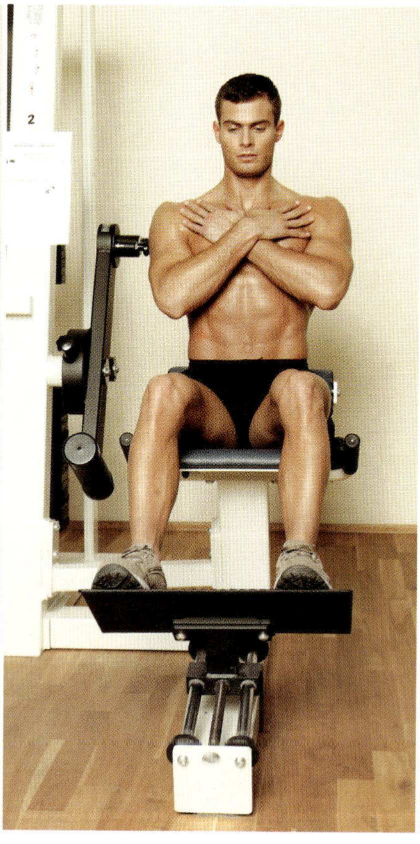

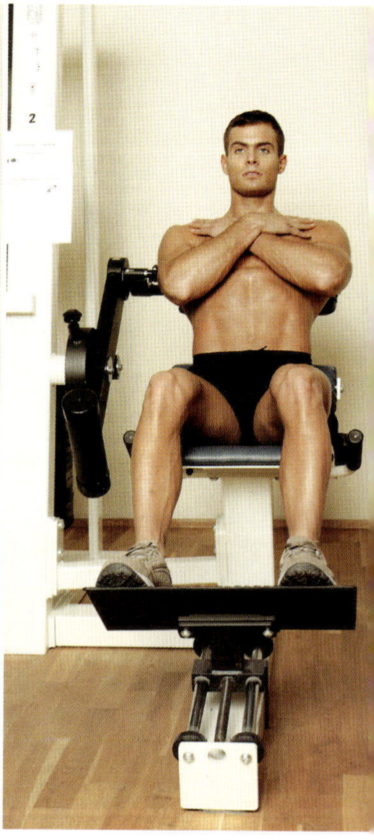

4. Übungen für Brust, Schultern, oberen Rücken, Arme und Beine

K 16: Liegestütze

Kräftigung:
★★ Brustmuskulatur
★ vorderer Anteil der Schulter- und hintere Oberarmmuskulatur

Ausgangsposition:
Begeben Sie sich auf den Boden und stützen Sie sich mit den Händen und Zehen ab. Die Hände sind schulterbreit auseinander und die Finger zeigen nach oben. Spannen Sie Gesäß- und Bauchmuskulatur an, um den Rücken zu stabilisieren. Der Blick ist auf den Boden gerichtet.

Übungsdurchführung:
Beugen Sie die Arme bis der Oberkörper fast den Boden berührt, ohne ihn abzulegen. Dann strecken Sie die Arme und bewegen sich in die Ausgangsposition zurück. Anschließend wird die Übung wiederholt.
Achten Sie darauf, dass Sie den Rücken durchgehend gerade halten.

Variante:
Einsteiger stützen sich mit den Knien statt mit den Zehen ab, wodurch die Übung vereinfacht wird. Dabei können die Füße angehoben werden.

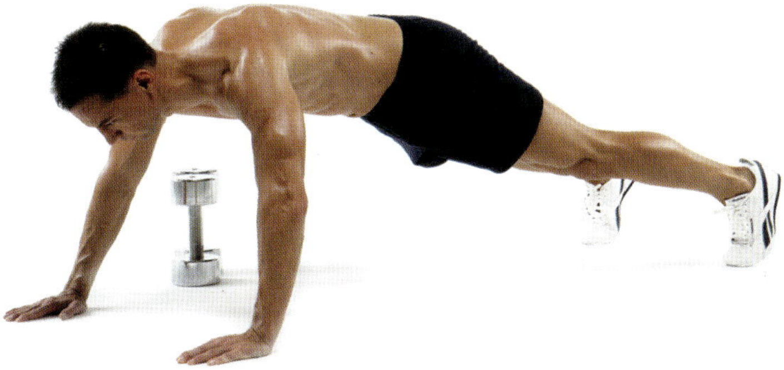

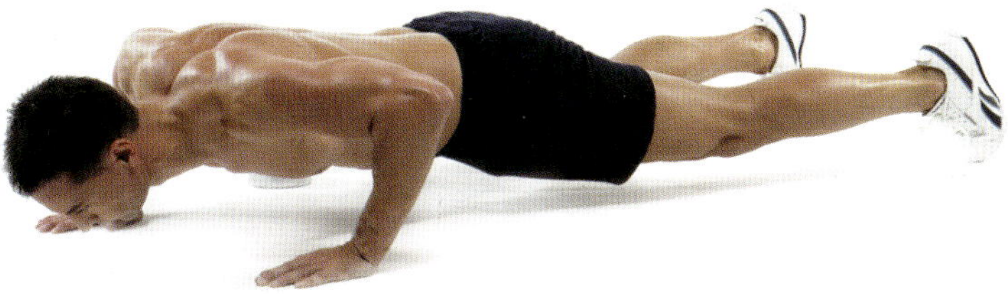

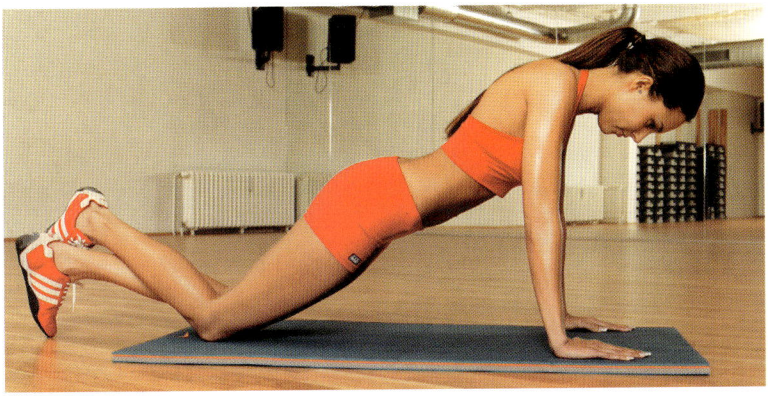

K 17: Flys im Liegen

Kräftigung:
★★ Brustmuskulatur
★ vorderer Anteil der Schultermuskulatur

Ausgangsposition:
Diese Übung können Sie auf dem Boden oder auf einer Hantelbank ausführen. Sie befinden sich in Rückenlage, die Beine sind angezogen und die Arme sind senkrecht in die Luft gestreckt. In den Händen halten Sie Kurzhanteln, wobei die Handflächen zueinander gerichtet sind. Die Bauchmuskulatur ist angespannt und die Handgelenke sind gerade.

Übungsdurchführung:
Führen Sie die Arme leicht gebeugt nach außen, bis die Oberarme fast waagrecht sind, ohne diese auf dem Boden abzulegen. Halten Sie kurz diese Position, bevor Sie die Arme wieder langsam nach oben führen. Anschließend wiederholen Sie die Übung.
Achten Sie auf langsame, gleichmäßige Bewegungen und vermeiden Sie es, ein Hohlkreuz zu machen oder die Oberarme nach hinten zu überstrecken.

Variante:
Wenn Ihnen eine Hantelbank zur Verfügung steht, können Sie die Oberarme bis zur waagrechten Haltung senken, wodurch die Übung an Intensität gewinnt.

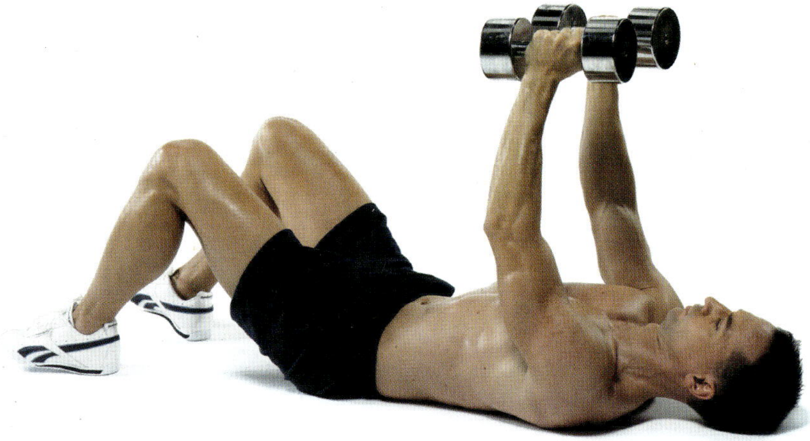

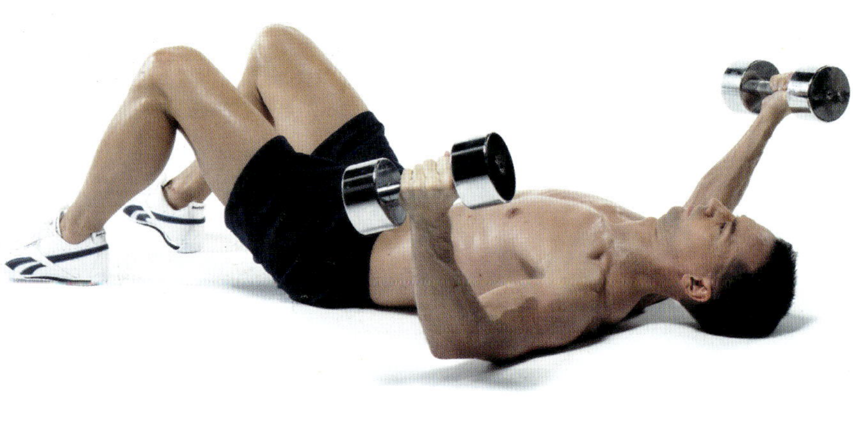

K 18: Nackendrücken

Kräftigung:
★★ Schultermuskulatur, insbesondere seitlicher Anteil
★ Nacken- und hintere Oberarmmuskulatur

Ausgangsposition:
Sie sitzen aufrecht auf einem Stuhl. Die gebeugten Arme sind in der Luft, die Ellbogen weisen nach außen. In den Händen halten Sie Kurzhanteln, wobei die Daumen zueinander gerichtet sind. Spannen Sie die Bauchmuskulatur an.

Übungsdurchführung:
Führen Sie gleichzeitig die Hanteln nach oben und zusammen, ohne dabei die Handhaltung zu verändern. Dann werden die Arme langsam in die Ausgangsposition zurückgebracht und schließlich die Übung wiederholt.
Achten Sie darauf, dass Sie den Rücken gerade halten und vermeiden Sie es, den Kopf vorzuschieben und Ausweichbewegungen mit den Hanteln nach vorne oder hinten zu machen.

Variante:
Sie können die Übung auch mit einer Langhantel ausführen.

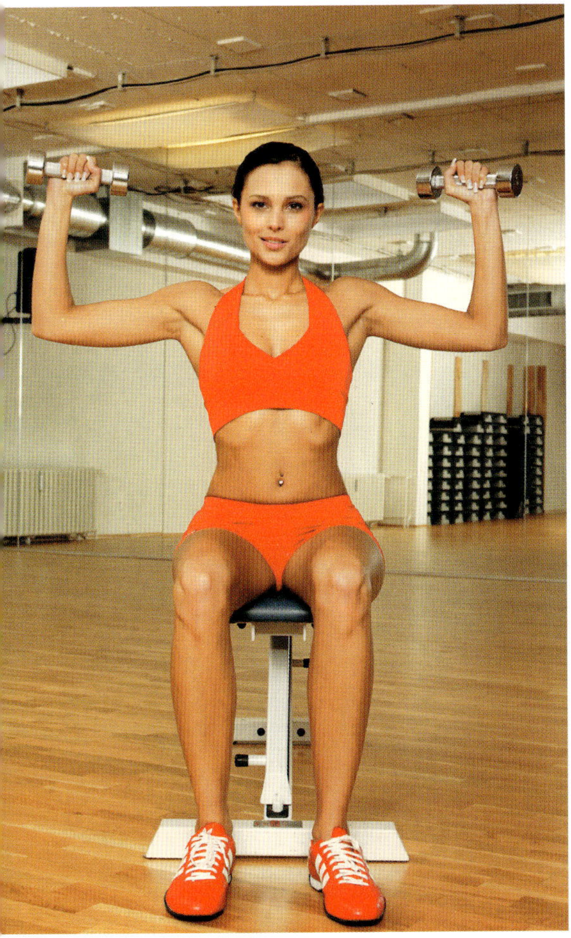

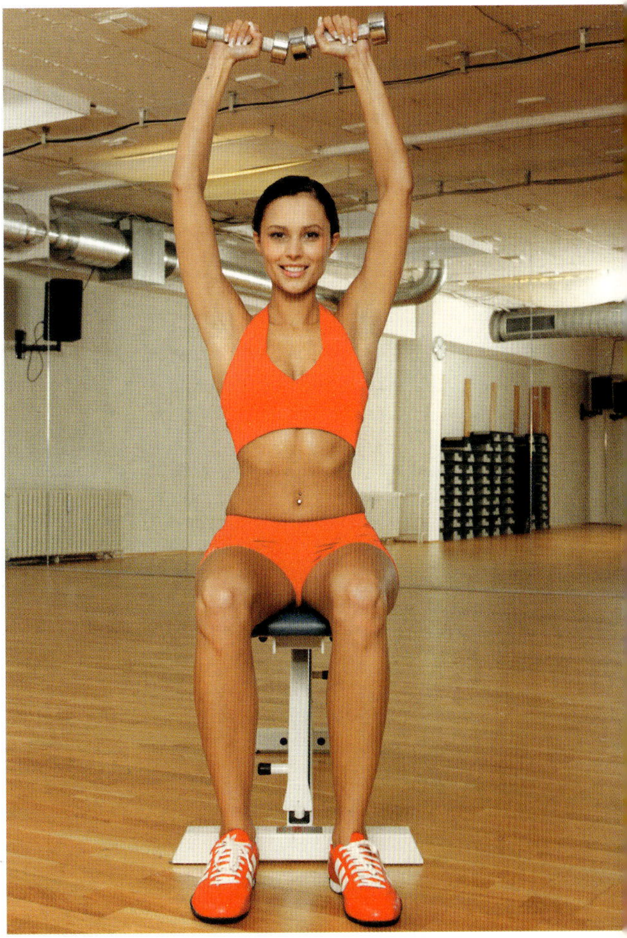

K 19: Rudern einarmig

Kräftigung:
★★ obere Rückenmuskulatur
★ vordere Oberarm-, Nacken- und hinterer Anteil der Schultermuskulatur

Ausgangsposition:
Sie stehen im Ausfallschritt und stützen sich mit einer Hand auf Ihren vorderen Oberschenkel. Der Arm der anderen Seite hängt nach unten. In dessen Hand halten Sie eine Kurzhantel, wobei die Handfläche zum Körper zeigt. Der Rücken ist gerade, die Bauch- und die Gesäßmuskulatur sind angespannt.

Übungsdurchführung:
Ziehen Sie den Ellbogen so weit wie möglich nach hinten oben, eng am Körper entlang. Dann senken Sie den Arm langsam, jedoch nicht bis zur vollen Streckung, damit die Muskulatur in Spannung bleibt. Anschließend wiederholen Sie die Übung.
Vermeiden Sie es, die Schultern anzuheben, und achten Sie auf einen geraden Oberkörper.

Variante:
Zur besseren Fixierung können Sie sich mit der vorderen Hand auf einen Stuhl stützen.

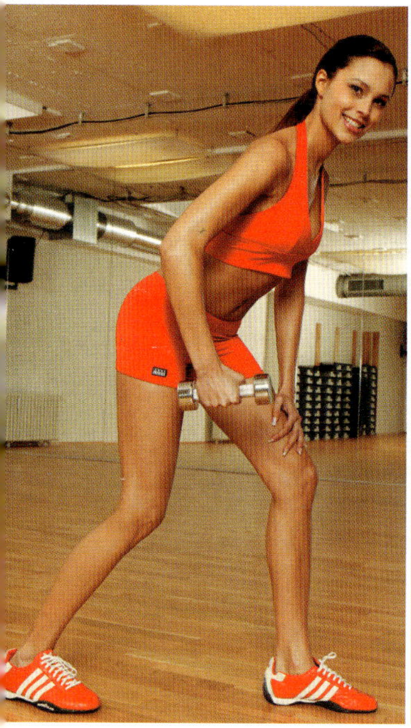

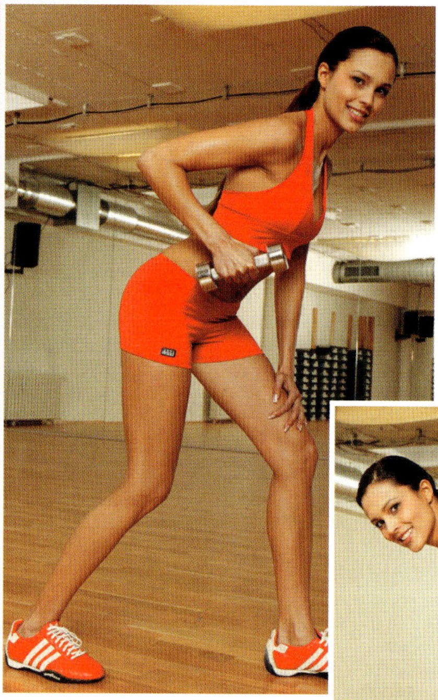

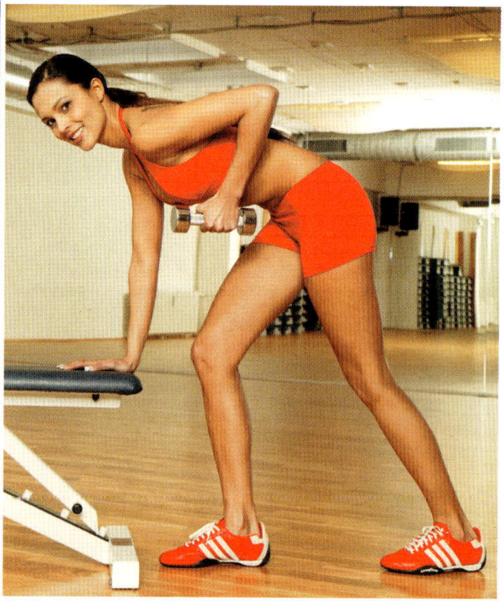

K 20: Bizepscurl

Kräftigung:
★★ vordere Oberarmmuskulatur

Ausgangsposition:
Sie sitzen auf einem Stuhl, die Arme hängen nach unten und sind eng am Körper. In den Händen halten Sie Kurzhanteln, die Handflächen weisen zueinander. Spannen Sie die Schultern nach hinten und die Bauchmuskulatur an.

Übungsdurchführung:
Heben Sie abwechselnd die Unterarme an, ohne die Position der Ellbogen zu verändern. Dabei wird die Handfläche nach oben gedreht. In der Endposition aktivieren Sie kurz die vordere Oberarmmuskulatur mit maximaler Kraft, wobei Sie gleichmäßig atmen. Dann wird der Arm langsam in die Ausgangsposition zurück gesenkt und gleichzeitig die Aufwärtsbewegung mit dem anderen Arm vollzogen. Achten Sie darauf, dass Sie die Handgelenke stets gerade halten, und vermeiden Sie es, die Schultern vorzuziehen.

Variante:
Sie können die Übung auch im Stand ausführen.

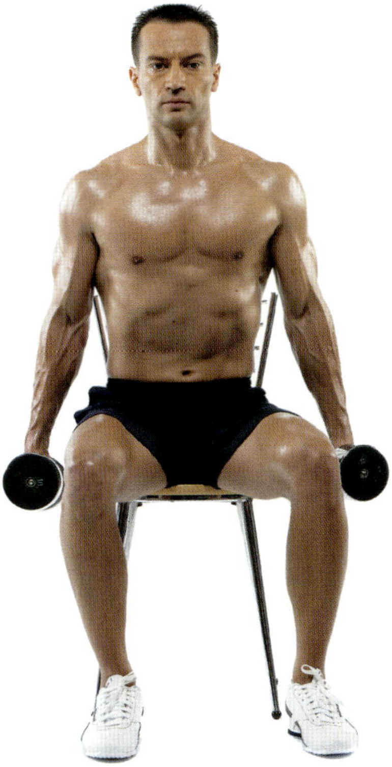

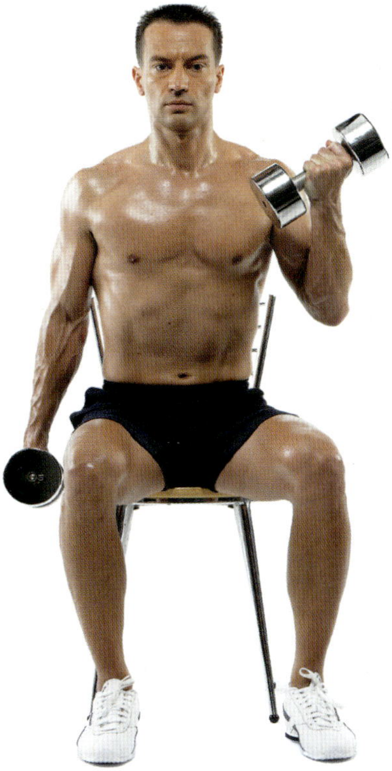

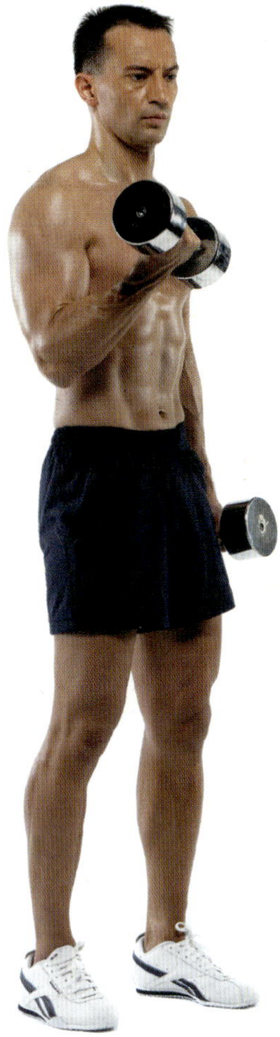

K 21: Armstrecken

Kräftigung:
★★ hintere Oberarmmuskulatur

Ausgangsposition:
Sie stehen im Ausfallschritt und stützen sich mit der vorderen Hand auf Ihren vorderen Oberschenkel. In der anderen Hand halten Sie eine Kurzhantel. Der Ellbogen ist an den Rippen fixiert, die Bauch- und die Gesäßmuskulatur sind angespannt.

Übungsdurchführung:
Strecken Sie den Unterarm, ohne den Oberarm zu bewegen und ohne Schwung zu holen. Halten Sie kurz die Endposition, bevor Sie den Unterarm langsam in die Ausgangsposition zurückbeugen. Anschließend wird die Übung wiederholt.
Vermeiden Sie Ausweichbewegungen mit der Schulter und ein Abknicken des Handgelenks.

Variante:
Zur besseren Stabilität können Sie sich mit der vorderen Hand auf einen Stuhl stützen. Der Oberkörper befindet sich dann in waagrechter Position.

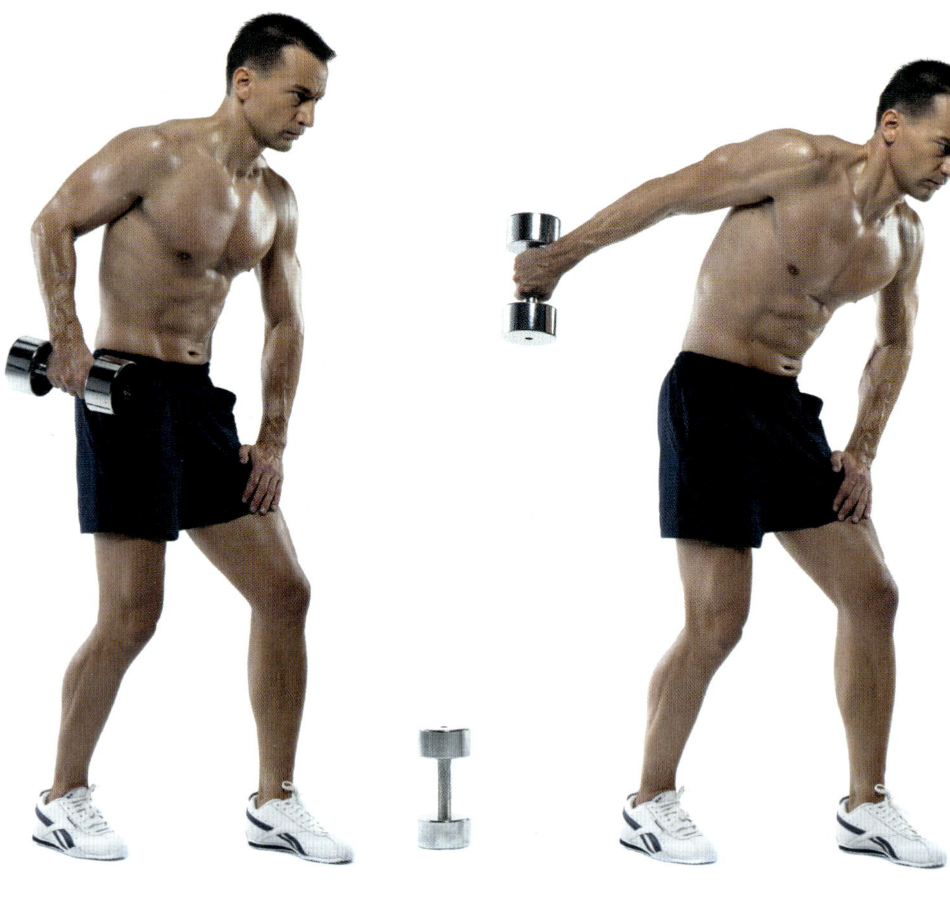

K 22: Beidbeinige Kniebeuge

Kräftigung:
★★ Oberschenkelmuskulatur, insbesondere vorderer Anteil, Gesäßmuskulatur
★ Waden- und untere Rückenmuskulatur

Ausgangsposition:
Sie stehen aufrecht, die Beine sind leicht gebeugt, die Füße sind etwas weiter als schulterbreit auseinander und weisen leicht nach außen. In den Händen halten Sie Kurzhanteln. Spannen Sie die Bauchmuskulatur an und halten Sie den Rücken gerade.

Übungsdurchführung:
Beugen Sie die Beine, bis sich die Oberschenkel etwa in waagrechter Position befinden, und schieben Sie dabei das Gesäß nach hinten. Achten Sie auf einen geraden Rücken und darauf, dass die Knie über den Füßen bleiben und nicht nach vorne oder zur Seite ausweichen. Dann strecken Sie die Beine und heben am Bewegungsende die Fersen ab. Anschließend wird die Übung wiederholt.

Variante:
Statt der Kurzhanteln können Sie eine Langhantel auf den Schultern halten und so die Übung ausführen.
Einsteiger verzichten auf die Gewichte und stützen die Hände in die Hüften. Auch können sie die Übung mit kleinerem Bewegungsradius ausführen.

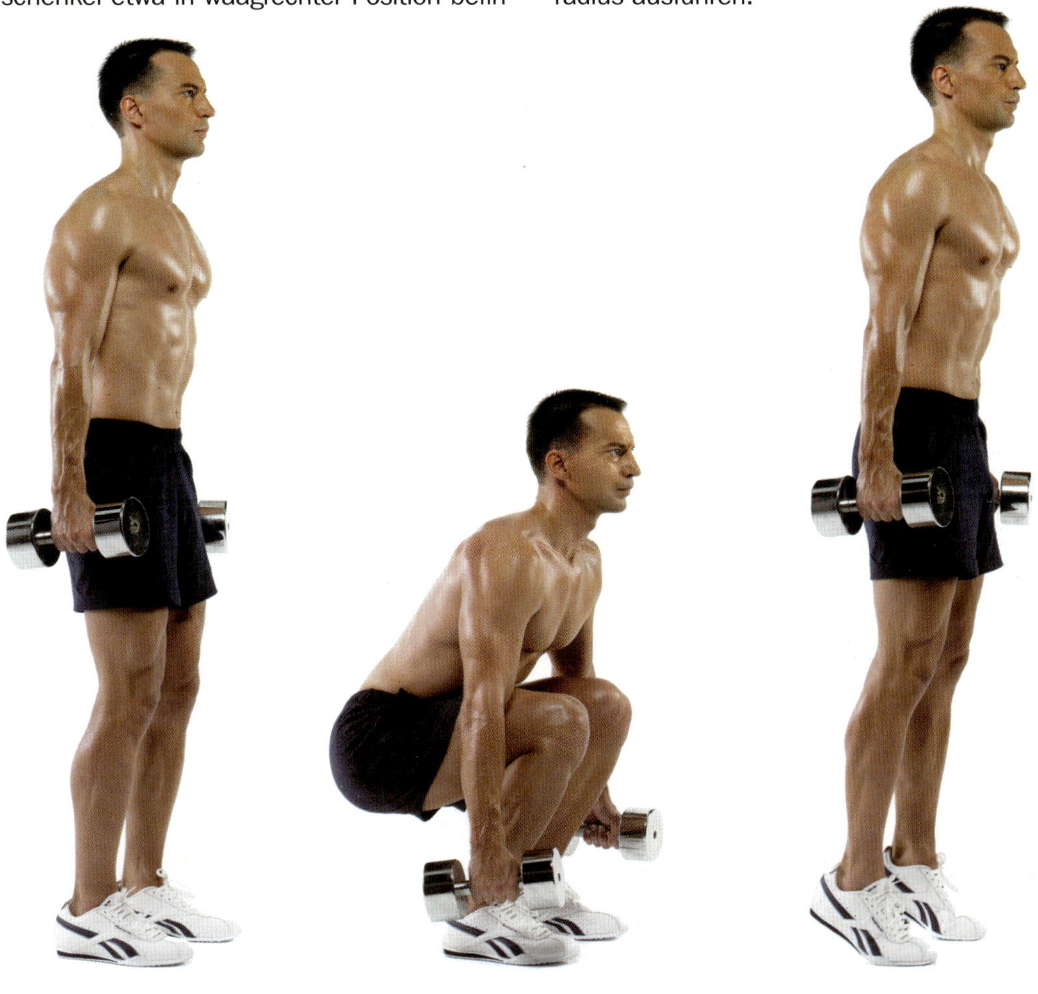

K 23: Kniebeuge im Ausfallschritt

Kräftigung:
- ★★ Oberschenkelmuskulatur, insbesondere vorderer Anteil, Gesäßmuskulatur
- ★ Waden- und untere Rückenmuskulatur

Ausgangsposition:
Sie befinden sich im Ausfallschritt, das hintere Bein ist mit den Zehen aufgestellt und die Hände sind in die Hüften gestemmt. Spannen Sie die Bauchmuskulatur an und halten Sie den Oberkörper gerade.

Übungsdurchführung:
Beugen Sie die Beine so weit wie möglich nach unten, ohne das Knie abzulegen und die Position der Füße zu verändern. Achten Sie darauf, dass das vordere Knie über dem Fuß bleibt und nicht nach vorne oder zur Seite ausweicht. Dann strecken Sie die Beine und wiederholen die Übung.

Variante:
Sie können die Übung mit Kurzhanteln intensivieren.

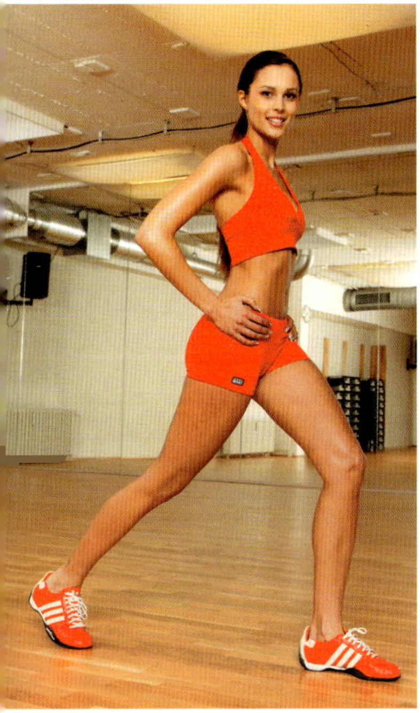

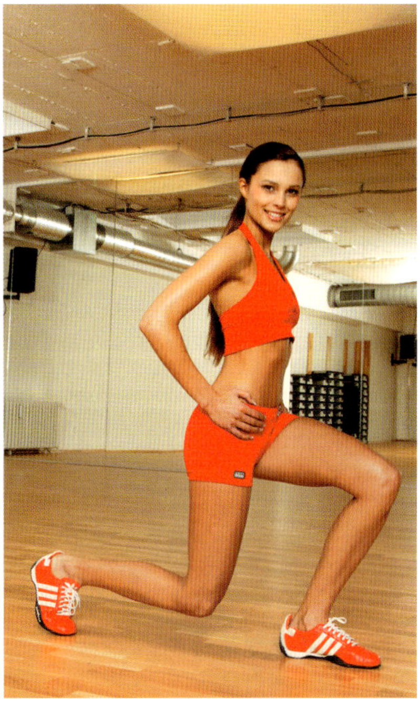

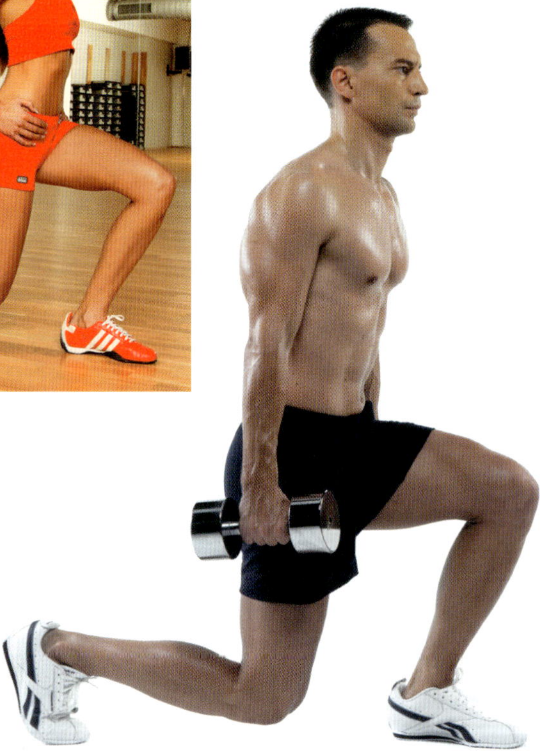

K 24: Beckenlift auf Fersen

Kräftigung:
- ★★ hintere Oberschenkel- und Gesäßmuskulatur
- ★ vordere Oberschenkel- und untere Rückenmuskulatur

Ausgangsposition:
Sie liegen auf dem Rücken, die Beine sind angezogen und die Fersen sind aufgestellt. Die Winkel der Kniegelenke betragen etwa 90 Grad. Spannen Sie die Bauchmuskulatur an und die Fersen etwas in Richtung Gesäß.

Übungsdurchführung:
Drücken Sie die Fersen fest in den Boden und heben Sie das Becken so weit hoch, bis Oberschenkel und Rücken in einer Linie sind. Nun senken und heben Sie das Becken mehrfach, ohne es abzulegen. Achten Sie auf gleichmäßige Atmung und halten Sie die Bauchmuskulatur angespannt.

Variante:
Zur Intensivierung können Sie eine Hantelscheibe oder eine Kurzhantel auf den Bauch legen, wobei Sie das Gewicht mit den Händen fixieren.
Fortgeschrittene können die Übung einbeinig ausführen.

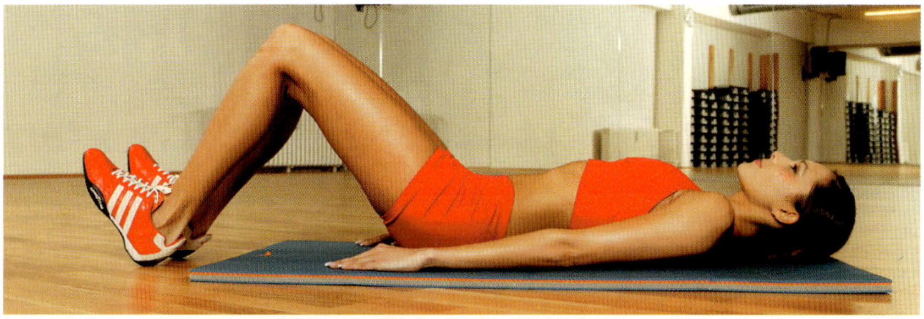

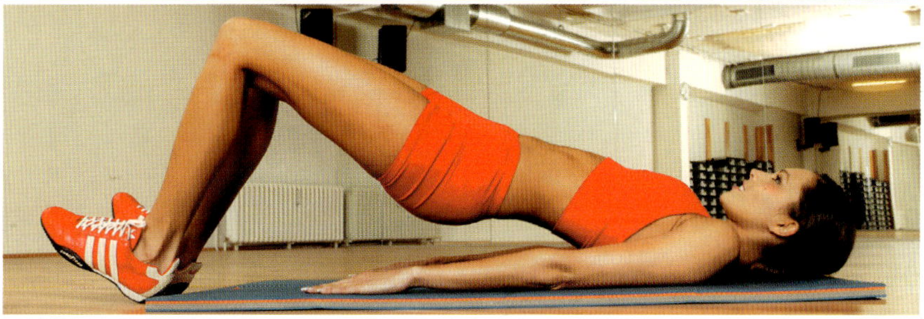

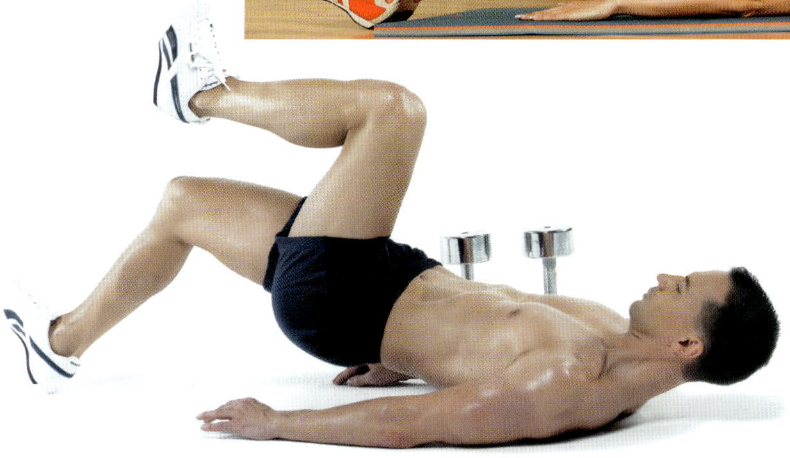

Teil III: Ausdauertraining

Ausdauertraining ist ein wichtiger Bestandteil im Sixpack-Training, denn mit dem Training erhöhen Sie Ihren Energieverbrauch. Sie können so ein höheres Defizit in Ihrer Kalorienbilanz erreichen und somit mehr Körperfett abbauen. Außerdem kräftigt das Ausdauertraining den Herzmuskel, wodurch sich Ruhepuls und Belastungspuls senken. Dies bewirkt, dass Sie körperliche Belastungen länger durchhalten können. Das Ausdauertraining mit gemäßigter Intensität hat weitere positive Effekte für die Gesundheit: Sie stärken das Immunsystem, beschleunigen die Regenerationsfähigkeit, können besser schlafen und fördern somit Ihr Wohlbefinden.

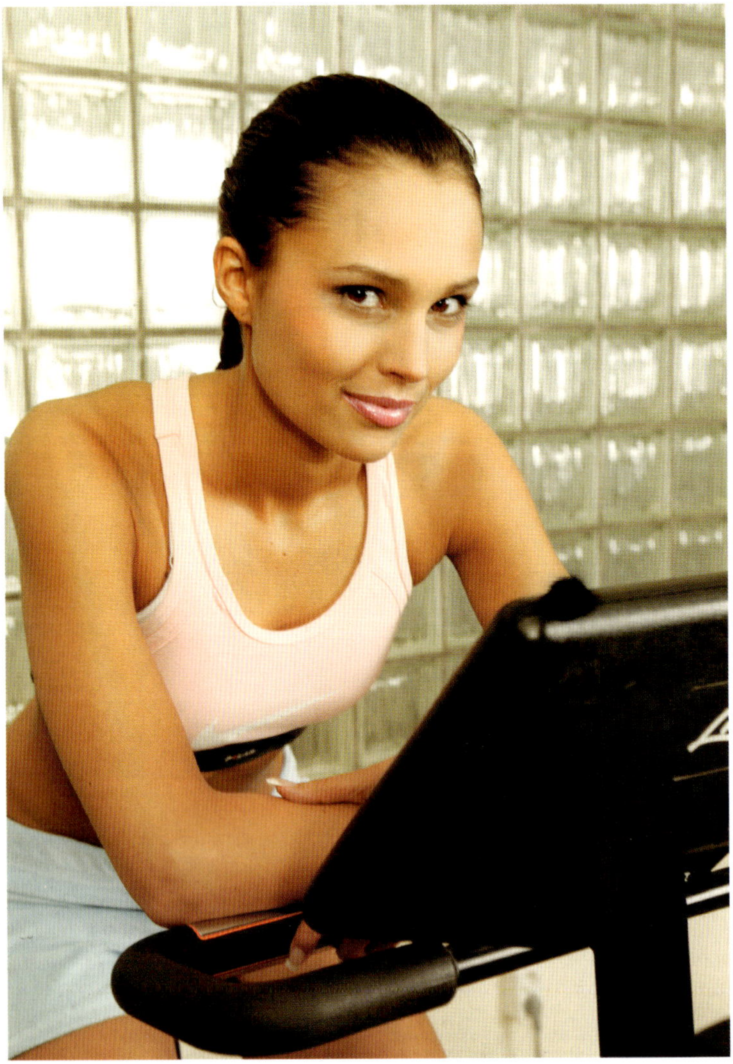

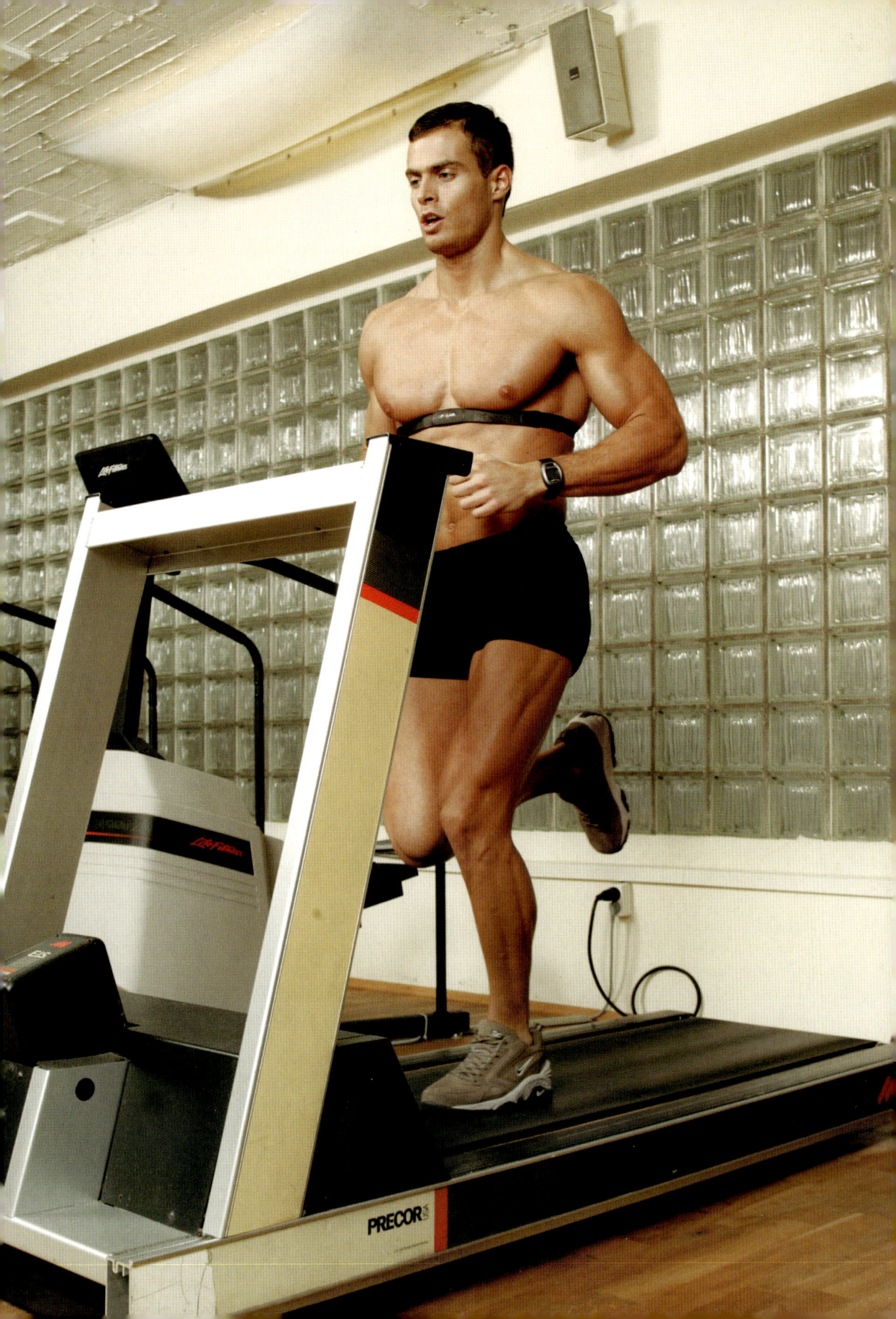
PRECOR

1. Die Trainingsintensitäten

Es gibt zwei Trainingsintensitäten, die sich für das Sixpack-Training eignen: die Grundlagenausdauer und die Fitnessausdauer. Fitnesseinsteiger sollten jedoch erst einige Wochen mit Grundlagenausdauerintensität trainieren, bevor sie beginnen, auch intensivere Übungseinheiten auszuführen.

Grundlagenausdauerintensität

Die Grundlagenausdauer wird mit gemäßigter Belastung trainiert. Sie müssen während der Anstrengung noch sprechen können. Fühlen Sie sich hingegen während des Trainings müde und erschöpft, ist die Intensität zu hoch. Die Grundlagenausdauerintensität können Sie mit einer Pulsuhr genau ermitteln. Die Intensität entspricht einer Herzfrequenz von ca. 75 Prozent der maximalen Herzfrequenz.

Diese Intensität ist aus gesundheitlicher Sicht am wichtigsten. So wird das Herz-Kreislauf-System trainiert und das Immunsystem gestärkt. Wenn Sie über eine gut trainierte Grundlagenausdauer verfügen, hat dies auf alle Sportarten einen positiven Effekt. Der Puls senkt sich nach einer Belastung schnell wieder und die Regenerationszeit nach dem Sport verkürzt sich. Dies ist insbesondere für Sportarten mit verschiedenen Belastungszonen wichtig, wie z. B. bei den Spielsportarten. Sie bleiben dann während der Belastung länger fit und konzentriert. Regelmäßiges Training mit dieser Intensität senkt den Ruhepuls. Bereits nach wenigen Wochen können Sie bei gleichem Puls eine größere Leistung erzielen, beispielsweise länger und schneller laufen.

Beim Training der Grundlagenausdauer wird ein hoher Anteil der verbrauchten Energie aus dem Körperfett gewonnen. Deshalb wird zur Körperfettreduktion oftmals diese Intensität genutzt.

Als Sportarten bieten sich langsames Laufen, Radfahren, Schwimmen, Walken und Indoortraining auf einem Kardiogerät an.

Fitnessausdauerintensität

Sie befinden sich beim Training in diesem Intensitätsbereich, wenn Sie sich deutlich anstrengen, aber merken, dass Sie die Anstrengung über mehrere Minuten ausführen können. Die Intensität ist hingegen zu hoch, wenn Sie die Anstrengung bereits nach wenigen Sekunden aufgrund einer Übersäuerung der Muskulatur abbrechen müssen. Die Fitnessausdauerintensität können Sie mit einer Pulsuhr genau ermitteln. Die Intensität entspricht einer Herzfrequenz von zirka 85 Prozent der maximalen Herzfrequenz.

Das Training mit Fitnessausdauerintensität verbessert die allgemeine Körperfitness und ist für fortgeschrittene Athleten – gleich welcher Sportart - die Grundvoraussetzung, um Leistungssteigerungen zu erzielen. Bevor Sie mit diesem Training beginnen, müssen Sie zuerst eine gute Grundlagenausdauer ausgebildet haben. Das Training der Fitnessausdauer macht dann auch mehr Spaß, da Sie auch bei zügigem Lauftempo den Intensitätsbereich nicht überschreiten. Außerdem regeneriert sich der Körper schnell und ist nach dem Training bald wieder fit.

Beim Training der Fitnessausdauer ist der Anteil der verbrauchten Energie aus dem Körperfett geringer als beim Training der Grundlagenausdauer. Allerdings wird aufgrund der intensiveren Belastung im Fitnessausdauerbereich über die gleiche Zeitspanne deutlich mehr Energie verbrannt.

Sie können für diese Trainingsintensität auf alle denkbaren Ausdauersportarten zurückgreifen. Dafür eignen sich vor allem solche, bei denen der Intensitätsgrad je nach Bedarf angepasst werden kann.

Körperfettreduktion

Um das Körperfett mit Ausdauertraining zu verringern, können Sie mit Grundlagenausdauerintensität oder mit Fitnessausdauerintensität trainieren. Gleich welche Intensität Sie nutzen, Körperfett reduzieren Sie nur dann, wenn Sie eine negative Kalorienbilanz erreichen. Dies bedeutet, dass Sie innerhalb eines Tages weniger Kalorien aufnehmen als Sie verbrauchen.

Beim Training mit **Grundlagenausdauerintensität** wird ein großer Anteil der Energie aus dem Körperfett gewonnen. Deshalb wird oftmals die Meinung vertreten, dass dies die optimale Intensität sei, um Körperfett zu reduzieren. Allerdings werden mit der **Fitnessausdauerintensität** innerhalb eines gleichen Trainingszeitraums deutlich mehr Kalorien verbraucht. Deshalb ist die absolut verbrauchte Fettmenge mit der Fitnessausdauerintensität höher. Denn es gilt die Regel, je intensiver die Belastung ist, desto geringer ist der relative Fettanteil am Energieverbrauch, aber umso höher ist der absolute Fettanteil.

Dies führt aber nicht zwangsläufig dazu, dass die Fitnessausdauerintensität besser geeignet ist, um Körperfett zu reduzieren, denn es ist nicht nur der Kalorienverbrauch sondern auch die **Kalorienaufnahme** zu berücksichtigen. Nach einer intensiven Trainingseinheit besteht das Bedürfnis, die entleerten Kohlehydratspeicher schnell wieder aufzufüllen. Wenn Sie in den folgenden Stunden mehr Kalorien aufnehmen als Sie verbrauchen, ist der Trainingseffekt verpufft, und Sie erreichen keine negative Kalorienbilanz. Nach einem Grundlagenausdauertraining hat man anschließend weniger Hunger als nach einem Fitnessausdauertraining, es fällt also leichter, das geeignete Nahrungsmaß aufzunehmen.

Auch benötigt der Körper nach einer intensiven Belastung eine längere **Regenerationszeit**. Als Folge eines sehr intensiven Ausdauertrainings kann der Körper am nächsten Tag zu müde für ein Krafttraining sein. Außerdem besteht für Einsteiger beim Training mit Fitnessausdauerintensität ein Überlastungsrisiko. Intensives Training greift das Immunsystem an und macht anfällig für Verletzungen und Infekte. Hingegen fördert das Grundlagenausdauertraining das Immunsystem, da der Körper nur leicht gestresst wird.

Als **Fazit** lässt sich festhalten, dass es von Leistungsstand und Trainingsplan abhängt ist, welche Intensität sich am besten für die Körperfettreduktion eignet. Einsteiger sollten die ersten Trainingseinheiten ausschließlich mit Grundlagenausdauerintensität absolvieren, da diese Trainingsform weniger belastend für den Körper ist. Fortgeschrittene können zwischen den beiden Intensitäten wählen und Kalorienaufnahme und Regenerationsplanung mit ihren individuellen Bedürfnissen abstimmen.

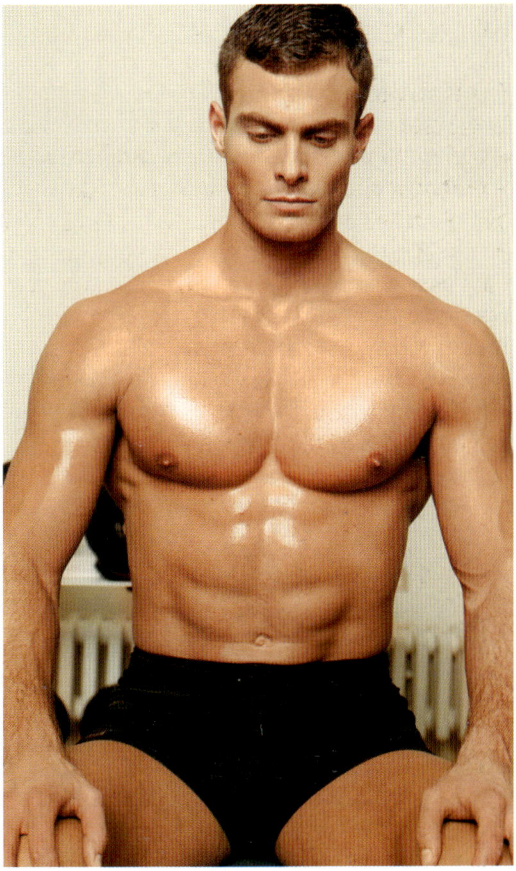

2. Festlegung und Kontrolle der Trainingsintensität

Um den für Ihr Ausdauertraining geeigneten Trainingspuls zu bestimmen, müssen Sie zuerst Ihre maximale Herzfrequenz ermitteln. Auf dieser Grundlage können Sie dann die Trainingsintensitäten errechnen.
Am einfachsten ist die Bestimmung der maximalen Herzfrequenz über die Formel: **Maximale Herzfrequenz (MHF) = 220 - Alter.**

Diese Methode hat sich bei einer Vielzahl von Tests bewährt. Es kann jedoch bei einzelnen Personen zu Unterschieden kommen. Leistungssportler hingegen greifen häufig auf den Maximalherzfrequenz-Test zurück, bei dem der Puls durch die Trainingsintensität auf die maximale Höhe getrieben wird. Es wird beispielsweise ein Sprint bis an die persönliche Leistungsgrenze ausgeführt. Fitnesssportlern ist jedoch von diesem Test abzuraten, da für sie durch die ungewohnt intensive Belastung eine hohe Verletzungsgefahr besteht.

Maximale Herzfrequenz (MHF)	220 – Alter
Grundlagenausdauerintensität	ca. 75 % der MHF
Fitnessausdauerintensität	ca. 85 % der MHF

Beispiel: 40-jährige Person.

Maximale Herzfrequenz nach vereinfachter Formel:	220-40 = 180 MHF.
Grundlagenausdauerintensität:	180 x 0,75 = 135 HF
Fitnessausdauerintensität:	180 x 0,85 = 153 HF

Ihre Trainingsintensität

Versuchen Sie, sich während einer Trainingseinheit nahe an dem für Sie optimalen Puls zu bewegen.

	Trainingspuls
Grundlagenausdauerintensität	
Fitnessausdauerintensität	

Kontrolle der Intensität

Ihren Puls können Sie ermitteln, indem Sie um Ihr Handgelenk greifen und Zeige- und Mittelfinger unterhalb des Daumengelenks auflegen. Zählen Sie über 20 Sekunden hinweg die Pulsschläge und multiplizieren Sie dann das Ergebnis mit dem Faktor 3. Mit diesem Verfahren können Sie den Ruhepuls und den Puls nach dem Training messen. Während des Ausdauertrainings können Sie hingegen den Puls auf diese Weise nicht ermitteln, da Sie zu diesem Zweck ständig Ihre Aktivität unterbrechen müssten.

Nutzen Sie deshalb für das Ausdauertraining einen Pulsfrequenzmesser. Bei dieser Messtechnik wird ein Gurt um den Brustkorb gelegt, der die Herzschläge misst. Die Werte können dann auf einer Uhr am Handgelenk abgelesen werden. In aller Regel gestatten diese Messgeräte die Einstellung der individuellen Pulszone für das Training. Das Überschreiten des beabsichtigten Wertes wird durch ein akustisches Signal mitgeteilt. Gute Modelle sind im Fachhandel ab zirka 80 EUR erhältlich.

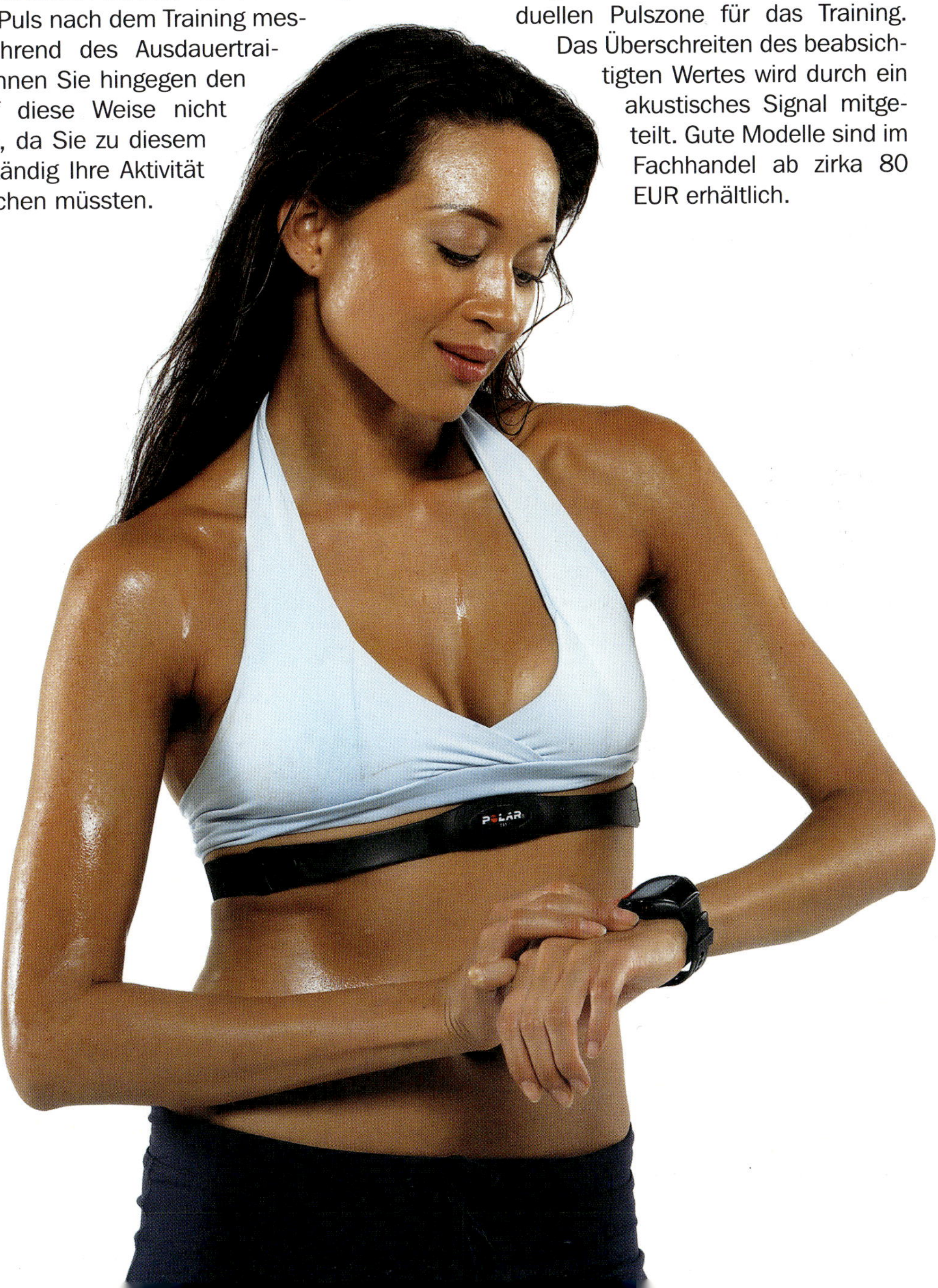

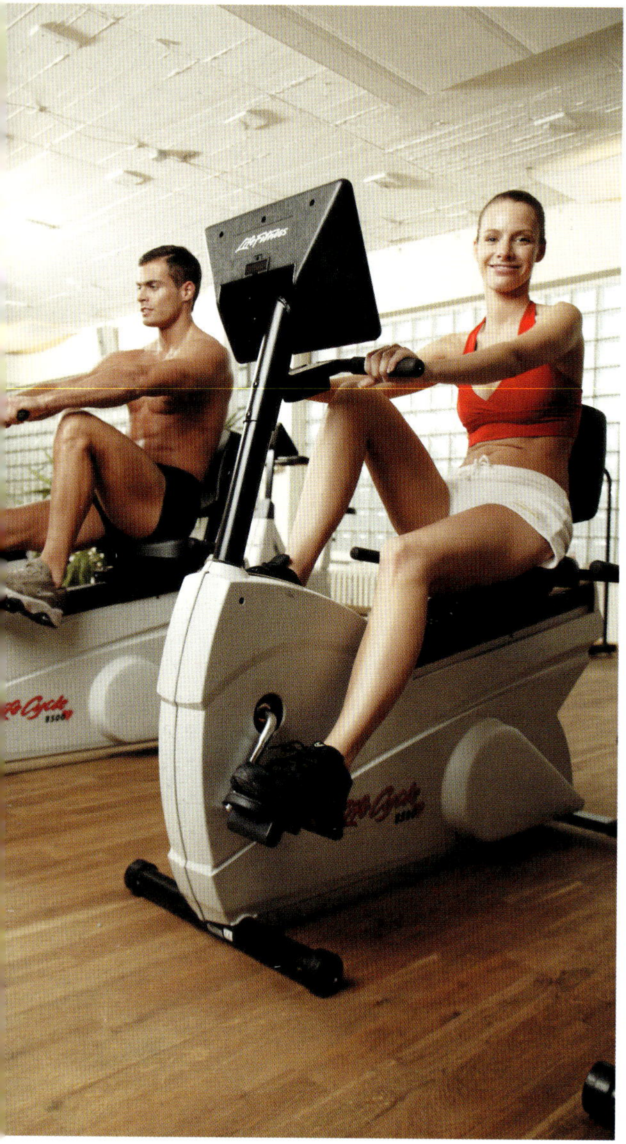

3. Auswahl der Ausdauersportart

Für das Training der Grundlagenausdauer können Sie grundsätzlich alle Sportarten nutzen, die sich mit gleichmäßiger Intensität ausführen lassen. Dazu eignen sich besonders die Klassiker des Ausdauertrainings: Laufen, Walken, Radfahren und Schwimmen. Auch Inline-Skating und Training mit Kardiogeräten ermöglichen eine solche Trainingsintensität. Wählen Sie eine Sportart, bei der Sie über den Trainingszeitraum eine nahezu gleichmäßige Geschwindigkeit beibehalten können, so dass der Puls stets in der beabsichtigten Intensitätszone bleibt.

Fortgeschrittene können mit Fitnessausdauerintensität trainieren. Dazu können Sie die Geschwindigkeit erhöhen und auch Intervalltraining mit wechselnden Geschwindigkeiten in Ihr Ausdauertraining einbauen. Führen Sie beispielsweise während eines Lauftrainings immer wieder kurze Strecken aus, die Sie schnell zurücklegen, und reduzieren Sie danach Ihr Tempo wieder. So gewöhnt sich Ihr Körper an Belastungen mit unterschiedlicher Intensität und lernt den Puls nach der Belastung schnell wieder zu regulieren. Für ein solches Intervalltraining eignen sich alle Sportarten, die mit wechselnden Geschwindigkeiten ausgeführt werden, die Ausdauer-Klassiker ebenso wie Spielsportarten und Kampfsportarten. Wichtig ist es, dass Sie Ihre Ausdauer mit Sportarten trainieren, die Ihnen Spaß machen, da Sie ansonsten nicht langfristig das Training fortführen werden.

Zur Trainingsplanung

Gehen Sie beim Aufbau Ihres Ausdauertrainings so vor, dass Sie erst die Trainingshäufigkeit erhöhen, dann die Trainingslänge und erst zuletzt die Trainingsintensität.

Beginnen Sie mit einer Trainingszeit von zirka 20-30 Minuten und üben Sie 1-2 Mal wöchentlich. Versuchen Sie, sich kontinuierlich zu steigern. Optimale Ergebnisse für Ihr Sixpack-Training erreichen Sie, wenn Sie 2-3 Mal pro Woche jeweils 40-60 Minuten Ausdauertraining machen und an den anderen Wochentagen Ihre Kraft trainieren.

Fitnesseinsteiger führen ihre Trainingseinheiten mit gemäßigter Intensität aus; Fortgeschrittene können mit unterschiedlichen Intensitäten trainieren.

Laufen

Immer mehr Personen entdecken das Laufen für sich, um dem Alltagsstress zu entkommen und den Körper in Form zu bringen. Laufen ist eine natürliche Bewegungsform, die fast überall ausgeführt werden kann. Laufen Sie, wann und wo es Ihnen gefällt. Fast überall findet sich eine Möglichkeit, diese Sportart auszuführen, z. B. in einem Stadtpark oder auf einem Waldweg. Laufen haben Sie bereits in der Kindheit gelernt. Sie können also sofort mit dem Training beginnen. Im Gegensatz dazu muss für zahlreiche andere Ausdauersportarten wie Schwimmen und Skilanglauf zuerst eine spezielle Technik erlernt werden. Auch sind für das Laufen keine besonderen Anschaffungen notwendig: Trainingshose, T-Shirt und ein Paar gute Laufschuhe genügen.

Für das Laufen ist es nicht notwendig, sich eine spezielle Technik anzueignen. Je harmonischer und unverkrampfter aber der Laufstil ist, desto wohltuender und energiesparender ist auch das Lauftraining. Deshalb lohnt es sich, von Zeit zu Zeit auf den Stil zu achten und gegebenenfalls kleine Änderungen vorzunehmen. Versuchen Sie aber nicht, die Lauftechnik mit Gewalt zu ändern. Sie würden dann beim Laufen verkrampfen. Es gibt auch Spitzenathleten, deren Laufstil nicht dem üblichen Leitbild eines idealen Laufstils entspricht.

Technik

Halten Sie beim Laufen den Oberkörper aufrecht und richten Sie den Blick einige Meter vor sich. Vollziehen Sie gleichmäßige Schritte mittlerer Länge und nehmen Sie bei jedem Schritt die Hüfte vor. Dabei treten Sie jeweils mit der Ferse zuerst auf und rollen dann über den ganzen Fuß ab, bevor Sie sich wieder vom Boden abstoßen.

Die Arme werden etwa im 90°-Winkel gehalten und schwingen beim Laufen locker mit. Dabei sind die Hände zu lockeren Fäusten geschlossen, wobei die Daumen auf die Zeigefinger gelegt sind. Achten Sie darauf, dass Schulter-, Nacken- und Gesichtsmuskulatur entspannt bleiben.

Training

Vor dem Laufen sollten Sie Ihren Körper zuerst aufwärmen. Dazu ist es sinnvoll, eine Strecke zügig zu gehen. Nach dem Aufwärmen werden Dehnübungen ausgeführt. Um Verletzungen vorzubeugen, müssen Sie zumindest die Muskelgruppen dehnen, die beim Laufen beansprucht werden. Dies sind insbesondere die Waden-, die vordere und die hintere Oberschenkelmuskulatur. Das Aufwärmen, einschließlich der vorbereitenden Dehnübungen, dürfen Sie nie vollständig weglassen. Sie bereiten damit den Körper auf das Training vor, er wird leistungsfähig und Verspannungen in der Muskulatur werden gelöst.

Am Ende des Trainings laufen oder walken Sie in mäßigem Tempo noch einige Minuten weiter. Dann dehnen Sie die beanspruchte Muskulatur, womit Sie die Regenerationsprozesse beschleunigen und produziertes Laktat schneller abbauen. Außerdem verhindern Sie, dass sich Muskelverkürzungen bilden.

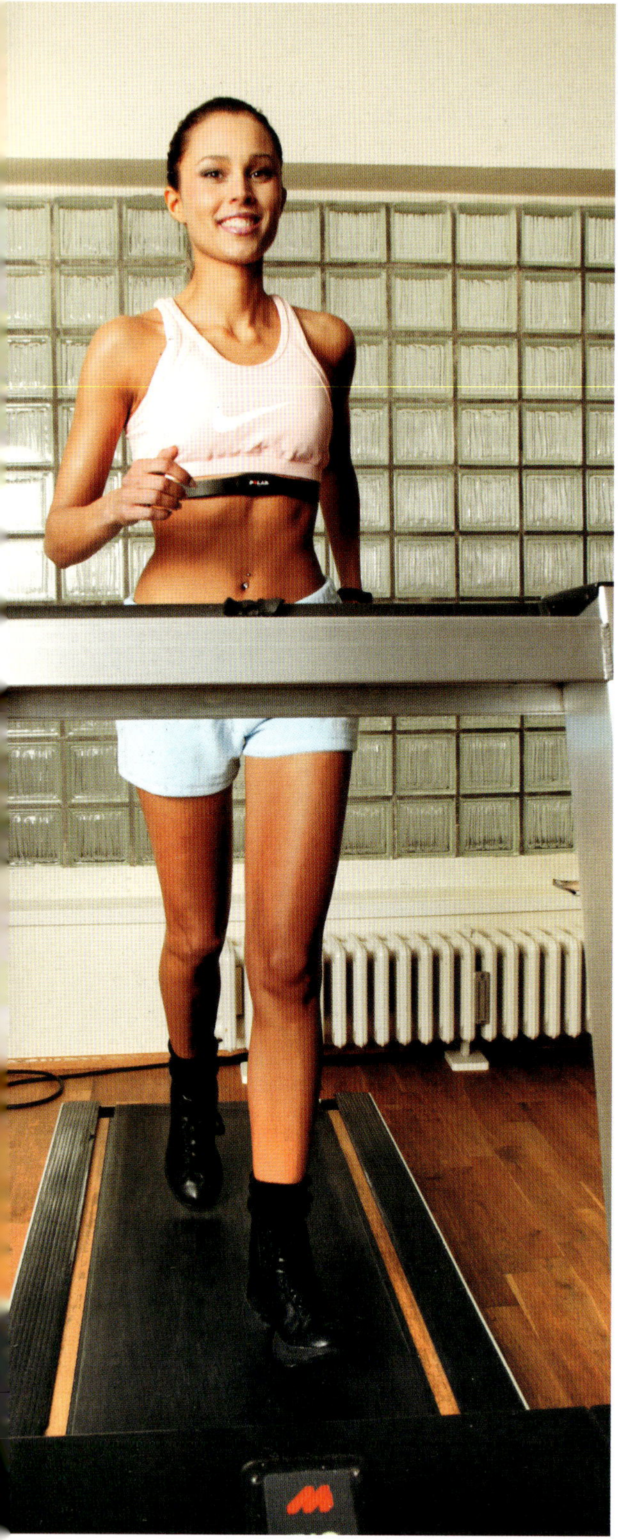

Laufband

Sie können Laufen und Walken auch im Fitness-Studio auf einem Laufband trainieren. Bei diesem Gerät wird das Band von einem Motor bewegt; die Bandgeschwindigkeit wird am Display reguliert. Hochwertige Geräte ermöglichen es, die Steigung des Bandes zu verstellen. Das Laufband eignet sich sowohl zum Auf- und Abwärmen wie auch für das Ausdauertraining in der Haupttrainingsphase. Es kann von Einsteigern und Fortgeschrittenen genutzt werden.
Machen Sie sich zuerst mit dem Display vertraut. Am Gerät sollte ein Stop-Schalter vorhanden sein, um das Laufband sofort anhalten zu können, falls Sie ins Straucheln kommen. Gewöhnen Sie sich mit geringer Geschwindigkeit an das Walken und Laufen auf dem Band. Einige Geräte bieten seitliche Stangen zum Abstützen an. Nutzen Sie diese aber nur so lange, bis Sie sich beim Bewegen auf dem Band sicher fühlen. Tragen Sie Ihre Laufschuhe auch auf dem Laufband.

Das Training auf dem Laufband.

Walken

Walken ist bewusstes, dynamisches Gehen, bei dem die Arme schwungvoll mitbewegt werden. So können Sie sich schneller als mit dem gewöhnlichen Gehstil fortbewegen und trainieren außerdem den Oberkörper mit. Das Walken schont die Gelenke und ist somit der optimale Einstieg in das Fitnesstraining. Es werden dieselben Muskelgruppen wie beim Laufen trainiert, jedoch mit geringerer Verletzungsgefahr. Deshalb sollten insbesondere übergewichtige Personen mit dieser Trainingsform ihr Fitnessprogramm beginnen und Gewicht abbauen, bevor sie zum Laufen übergehen.
Es ist nur ein Minimum an Ausrüstung notwendig: Es genügen ein Paar Joggingschuhe und bequeme Kleidung. Walken können Sie fast überall, auf Asphaltwegen in der Stadt ebenso wie im Stadtpark oder auf Waldwegen. Sie fühlen sich danach voll neuer Energie und haben nicht mit Müdigkeit, Muskelkater oder Überlastungsschmerzen zu kämpfen. Deshalb können Sie auch vor dem Arbeitsbeginn oder auf dem Heimweg walken. Bewegen Sie einfach beim Gehen die Arme schwungvoll mit und achten Sie auf kraftvolle und dynamische Schritte.

Technik

Vollziehen Sie gleichmäßige Schritte mittlerer Länge. Setzen Sie den Fuß mit der Ferse auf und rollen Sie über den gesamten Fuß bis zu den Zehen ab, über die Sie sich dann vom Boden abstoßen. Die Gesäßmuskulatur und die hintere Oberschenkelmuskulatur sind dabei angespannt. Die Füße weisen in die Richtung, in die Sie sich fortbewegen.
Die Unterarme befinden sich etwa im 90°-Winkel, die Hände werden als lockere Fäuste gehalten und die Handrücken sind nach außen gewandt. Bewegen Sie die Arme beim Walken schwungvoll und dynamisch mit, die Ellbogen werden dabei am Körper entlang bewegt. Wenn Sie den rechten Fuß nach vorne aufsetzen, bewegen Sie gleichzeitig den linken Arm vor. Führen Sie die Armbewegungen locker aus, ohne dabei die Schulter- und Nackenmuskulatur anzuspannen. Der Oberkörper wird aufrecht gehalten und bei den Armbewegungen nicht mitgedreht.
Atmen Sie tief ein und aus, um den Körper optimal mit Sauerstoff zu versorgen. So bleiben Sie länger fit, da der Körper den Sauerstoff zur Energiebereitstellung benötigt. In aller Regel bewährt es sich, durch die Nase ein- und durch den Mund auszuatmen. Wenn Sie hingegen durch den Mund nach Luft schnappen müssen, ist die Trainingsintensität zu hoch. Bleiben Sie beim Walken locker, Sie sollten weder die Zähne aufeinander beißen noch die Gesichtsmuskulatur anspannen.

Schwimmen

Schwimmen formt den Körper und trainiert das Herz-Kreislauf-System. Da das Körpergewicht vom Wasser getragen wird, ist diese Trainingsform besonders schonend für die Gelenke. Durch Veränderung des Schwimmtempos lässt sich auch mit dieser Ausdauersportart die gewünschte Belastungsintensität erreichen.
Drei Schwimmstile sind für das Ausdauertraining besonders zu empfehlen, da diese über einen längeren Zeitraum bei ähnlicher Intensität trainiert werden können: Das Brustschwimmen, das Kraulen und das Rückenschwimmen. Wechseln Sie zwischen diesen Stilen, um unterschiedliche Muskeln zu kräftigen.

Training

Vor dem Training wird eine Aufwärmphase durchgeführt, die auch einige Dehnübungen enthalten sollte. Schwimmen Sie locker einige Bahnen bei geringem Tempo, um sich aufzuwärmen, und führen Sie einige Dehnübungen am Beckenrand aus.
In der Hauptphase des Trainings schwimmen Sie mindestens 20 Minuten lang. Fortgeschrittene können die Zeit deutlich verlängern

und das Trainingstempo variieren, indem sie beispielsweise eine Bahn schnell schwimmen, zwei Bahnen langsam zur Erholung und dann wieder das Tempo erhöhen.
Zum Ende des Trainings werden noch einige Bahnen sehr langsam geschwommen und dann die beanspruchte Muskulatur gedehnt.

Radfahren

Radfahren kräftigt die Beinmuskulatur, insbesondere die vordere Oberschenkelmuskulatur. Die Trainingsintensität kann beim Radfahren besser als beim Laufen kontrolliert werden. Das folgt daraus, dass beim Laufen das gesamte Körpergewicht transportiert werden muss. Beim Radfahren hingegen wird der Körper vom Sattel gestützt. So werden weniger Muskelgruppen belastet und die Gelenke werden geschont. Deshalb ist diese Trainingsform für Fitnesseinsteiger besonders geeignet und wird auch häufig zur Rehabilitation genutzt, z. B. nach Knie- und Fußverletzungen. Aber auch für Fortgeschrittene ist diese Trainingsform sinnvoll, da durch schnelles und kraftvolles Radfahren bei hoher Pulsfrequenz trainiert werden kann.
Achten Sie beim Fahren darauf, dass Sie den Oberkörper möglichst gerade halten und ihn nicht bei Müdigkeit nach vorne neigen. Zehen und Fußballen werden auf die Pedale gestellt. Die Sattelhöhe muss so eingestellt sein, dass das Trittbein im tiefsten Punkt der Pedale noch leicht angewinkelt ist. Ist das Bein stattdessen ganz durchgestreckt, wird das Kniegelenk zu stark belastet.

Training

Zum Aufwärmen sollte das Radtraining mit einigen Minuten Einfahren bei mäßigem Tempo und mit Dehnübungen insbesondere für Waden- und Oberschenkelmuskulatur eingeleitet werden. Am besten sollten Sie aber alle Muskelgruppen dehnen, so dass Sie z. B. nicht an Nacken und Rücken verspannt sind.
Fahren Sie besser mit hohen Umdrehungszahlen als mit starkem Widerstand. Fortgeschrittene können das Radtraining intensivieren, indem sie schnelle und langsame Intervalle abwechselnd aufeinander folgen lassen. Bringen Sie auch etwas Abwechslung in das Radtraining. Wechseln Sie zwischen unterschiedlichen Strecken und variieren Sie die Intensitäten. Auch eine Spinning-Stunde im Fitness-Studio bringt neue Anforderungen in das Programm.
Zum Ende der Trainingseinheit sollten Sie noch einige Minuten langsam bei geringem Widerstand fahren, bevor Sie das Radtraining mit Dehnübungen für die beanspruchte Muskulatur abschließen.

Fahrradergometer

Sie können das Radfahren auch zuhause oder im Fitness-Studio mit einem Fahrradergometer trainieren. Bei diesem Kardiogerät wird „auf der Stelle gefahren“. Am Display wird der Widerstand der Pedale reguliert, es können Berg- und Flachlandfahrten simuliert werden. Moderne Geräte bieten zahlreiche Fahrprogramme an, beispielsweise wird Fortgeschrittenen ermöglicht, eine Etappe einer bekannten Radtour nachzufahren. Der Fahrradergometer wird häufig zum Auf- und Abwärmen eingesetzt. Sie können ihn aber ebenso für das Ausdauertraining in der Haupttrainingsphase nutzen. Beim Training erfolgt eine Kräftigung der Beinmuskulatur.
Machen Sie sich zuerst mit dem Display vertraut und stellen Sie den Sitz so ein, dass in unterer Pedalposition das Bein leicht gebeugt ist. Falls notwendig, nehmen Sie auch Anpassungen an der Lenkerhöhe vor. Achten Sie darauf, dass Sie den Rücken gerade halten, und stützen Sie sich so wenig wie möglich auf den Lenker auf.

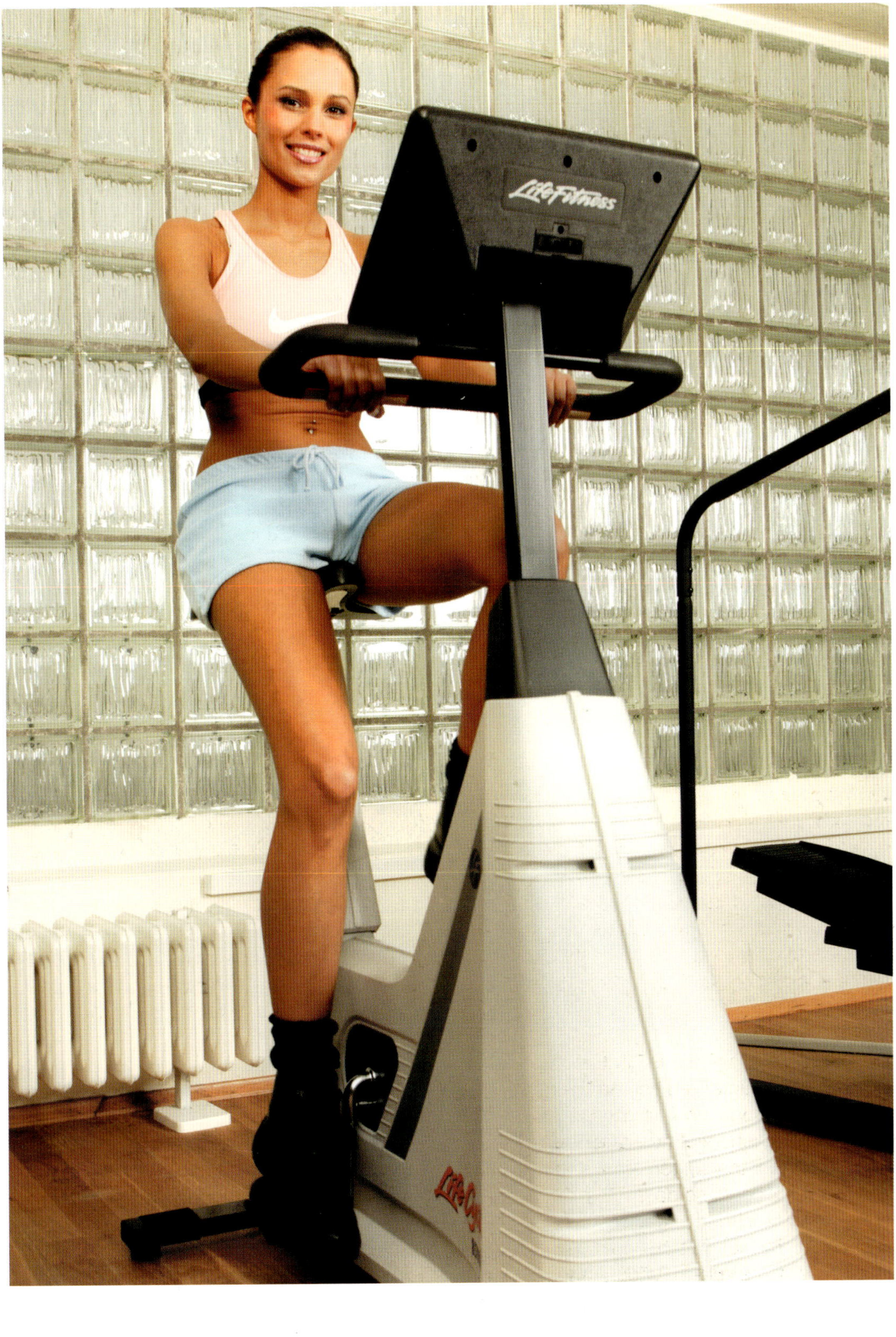
LifeFitness

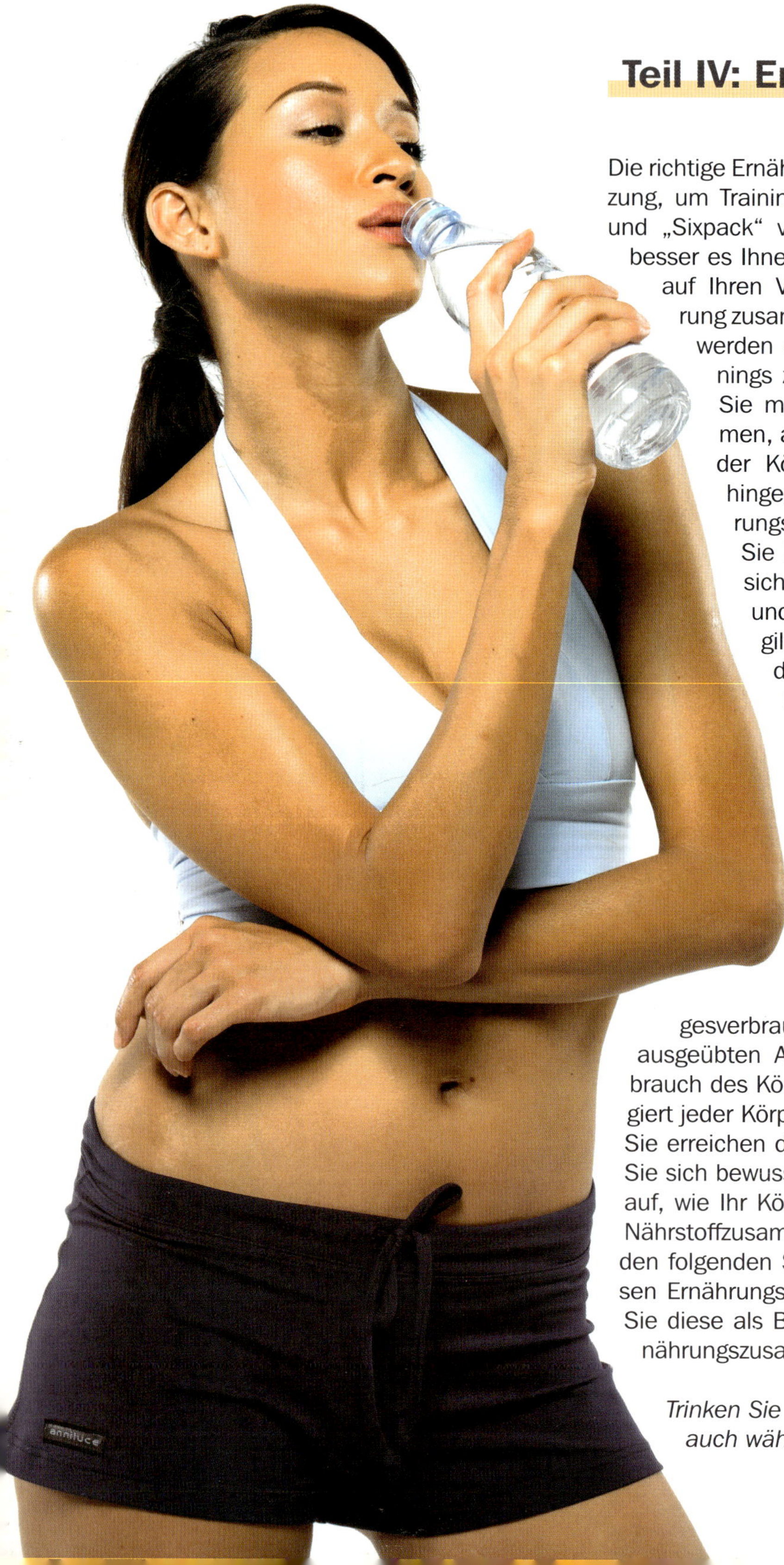

Teil IV: Ernährung

Die richtige Ernährung ist die Grundvoraussetzung, um Trainingsziele wie „flacher Bauch“ und „Sixpack“ verwirklichen zu können. Je besser es Ihnen gelingt, eine gesunde und auf Ihren Verbrauch optimierte Ernährung zusammenzustellen, desto besser werden die Effekte Ihres Körpertrainings zur Geltung kommen. Wenn Sie mehr Nahrungsmittel aufnehmen, als Ihr Körper benötigt, bildet der Körper Fettdepots. Bestehen hingegen Defizite in Ihrer Nahrungsmittelsaufnahme, werden Sie keine Muskulatur aufbauen, sich schlapp und müde fühlen und infektanfällig sein. Deshalb gilt es, das geeignete Maß für die Nährstoffzusammenstellung zu finden. Dazu gibt es immer wieder neue Erkenntnisse und zahlreiche widersprüchliche Meinungen werden propagiert. Oftmals werden dabei Empfehlungen gegeben, die die individuellen Besonderheiten eines jeden Menschen nicht berücksichtigen. Doch ist der Tagesverbrauch an Nährstoffen von der ausgeübten Aktivität und vom Grundverbrauch des Körpers abhängig, ebenso reagiert jeder Körper etwas unterschiedlich.
Sie erreichen die besten Ergebnisse, wenn Sie sich bewusst ernähren. Achten Sie darauf, wie Ihr Körper auf Veränderungen der Nährstoffzusammenstellung reagiert. Auf den folgenden Seiten lernen Sie die erwiesen Ernährungsgrundlagen kennen. Nutzen Sie diese als Basis für Ihre individuelle Ernährungszusammenstellung.

*Trinken Sie viel,
auch während des Trainings.*

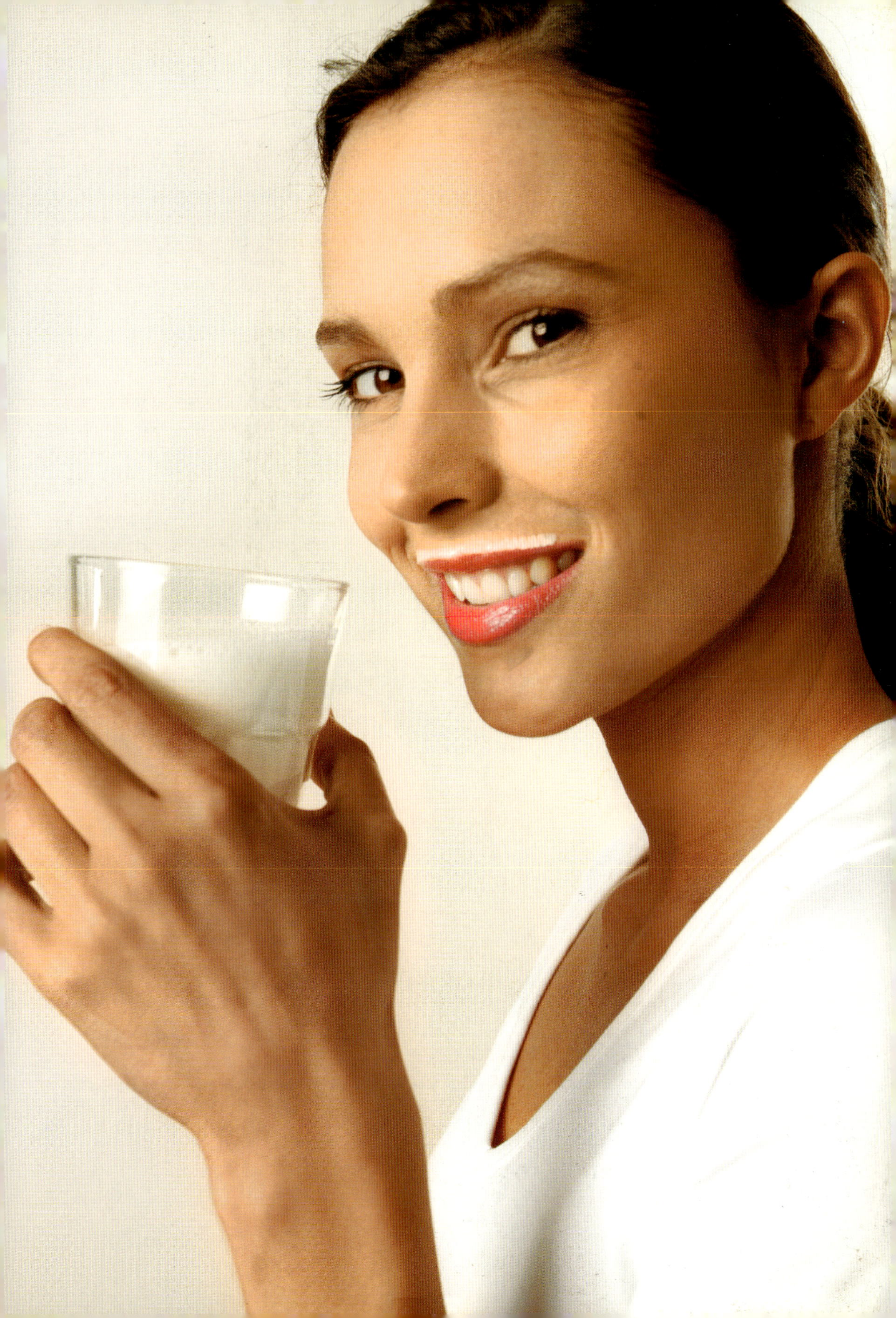

1. Die Bestandteile der Ernährung

Gleich welche Nahrungsmittel wir zu uns nehmen, im Stoffwechselprozess, den Umwandlungsprozessen in unserem Körper, werden die in der Nahrung enthaltenen Nährstoffe umgesetzt, damit sie als Energie und für den Aufbau körpereigenen Gewebes zur Verfügung stehen. Kohlehydrate, Fette, Eiweiße, Vitamine, Mineralstoffe und Wasser sind Nährstoffe, die vom Körper verwertet werden können. Kohlehydrate und Fette dienen hauptsächlich der Energieversorgung. Das Eiweiß wird vorwiegend als Baustoff des Körpers genutzt. Primärfunktion der Vitamine und Mineralstoffe ist die Regulierung des Stoffwechsels. Das Wasser transportiert die Substanzen im Körper und reguliert die Körperwärme.

Der optimale Ernährungsplan fällt für jeden Menschen etwas unterschiedlich aus. Er ergibt sich aus der körperlichen Aktivität, der Muskelmasse und der Körpergröße. Als Orientierung für den Grundnährstoffbedarf gilt die Faustregel, dass der Anteil an Kohlehydraten bei etwa 60 Prozent liegen soll, der von Fetten bei etwa 30 Prozent und der von Eiweiß bei etwa 10 Prozent.

Als Fitnesssportler können Sie sich an dieser Ernähungszusammenstellung orientieren, doch müssen Sie diese an Ihren Bedarf anpassen. Grundsätzlich müssen alle körperlich aktiven Menschen einen etwas höheren Eiweißanteil zu sich nehmen. Insbesondere für das Muskelaufbau-Training und bei der Körperfettreduktion ist dies grundlegend, ansonsten erhält der Körper nicht genügend Eiweiß, um die Trainingsziele verwirklichen zu können.

Auf den Verpackungen der Nahrungsmittel finden Sie üblicherweise die sich darin befindende Nährstoffzusammenstellung. Es ist sinnvoll, hin und wieder einen Blick darauf zu werfen, um sich einen Überblick über die eigene Ernährung zu verschaffen. Hingegen ist eine genaue Überprüfung und Auswertung der Ernährung sehr aufwendig und deshalb für Fitnesssportler überzogen.

Kohlehydrate	——>	Energiebereitstellung
Eiweiße	——>	Grundbaustoff des Körpers
Fette	——>	Energiebereitstellung und Energiespeicherung
Vitamine	——>	Regulierung des Stoffwechsels, Immunsystem
Mineralstoffe	——>	Regulierung des Stoffwechsels
Wasser	——>	Transport Körpersubstanzen, Regulierung der Körperwärme

Kohlehydrate

Kohlehydrate umfassen Zucker und Zuckerverbindungen, die als Grundnährstoffe die wichtigste Energiequelle des Organismus darstellen. Wir unterscheiden einfache, kurzkettige Kohlehydrate und komplexe, langkettige Kohlehydrate. Die einfachen Kohlehydrate werden dem Körper schnell zugeführt. Ebenso schnell werden sie vom Organismus verarbeitet und verbraucht, wodurch Heißhunger nach neuer Nahrung entsteht. Für die Umwandlung der komplexen Kohlehydrate hingegen benötigt der Organismus mehr Zeit. So wird die Energie dem Körper langsam zugeführt, weshalb die komplexen Kohlehydrate über einen langen Zeitraum hinweg sättigend wirken. Einfache Kohlehydrate befinden sich beispielsweise in Süßigkeiten und Limonade; komplexe Kohlehydrate in Nudeln, Brot, Reis und Kartoffeln.

Empfehlenswert sind komplexe Kohlehydrate auf vollwertiger Basis, wie Vollkornbrot, Vollkornreis und Vollkornnudeln. Der Kohlehydratanteil bei vollwertigen Nahrungsmitteln ist zwar nicht höher als bei ausgemahlenen, jedoch enthält die Vollwertkost einen höheren Anteil an Vitaminen und Mineralstoffen sowie Ballaststoffen. Auch werden Sie feststellen, dass eine vollwertige Ernährung nachhaltiger sättigt. Greifen Sie deshalb möglichst oft auf vollwertige Kohlehydrate zurück. Allerdings sollten Sie die Umstellung Ihrer Essgewohnheiten langsam vornehmen, da sich der Körper erst an die Verdauung vollwertiger Kohlehydrate gewöhnen muss.

Wenn die Aufnahme höher als der Verbrauch von Kohlehydraten ist, werden die überschüssigen Kohlehydrate als Fettpolster gespeichert. Dabei verbraucht die Umwandlung einen erheblichen Teil der aufgenommen Kohlehydrate.

Kohlehydrate

Einfache Kohlehydrate

Enthalten z. B. in Süßigkeiten wie Torte, Schokolade, Limonade.

Komplexe Kohlehydrate

Enthalten z. B. in Nudeln, Brot, Reis. Besonders wertvoll sind komplexe Kohlehydrate in Vollkornprodukten wie Vollkornreis, Vollkornbrot etc.

Eiweiße

Eiweiße, auch Proteine genannt, sind die Grundbausteine unseres Körpers. Haut, Muskeln, Haare, Sehnen und Bänder bestehen aus Proteinverbindungen. Proteine werden im Organismus fortlaufend auf-, ab- und umgebaut. Sie sind notwendig für die Reparatur der Körperzellen, für den Muskelaufbau und für das Immunsystem.

Proteine sind aus verschiedenen Aminosäuren zusammengesetzt. Acht essenzielle Aminosäuren müssen dem Körper zugeführt werden; vierzehn Aminosäuren kann er selbst herstellen. Zahlreiche Proteine befinden sich in Fisch und Milchprodukten. Ebenso ist in Fleisch viel Protein enthalten, jedoch oftmals auch viel Fett.

Wenn zuviel Eiweiß aufgenommen wird, wandelt der Organismus dies in Körperfett oder bei Kohlehydratmangel in Glucose um. Eiweiße müssen dem Körper täglich zugeführt werden, da ansonsten der Körper auf Muskeleiweiß zurückgreift und dadurch Muskulatur abbaut.

Fette

Gesättigte Fettsäuren Fettsäuren	**Einfach ungesättigte Fettsäuren**	**Mehrfach ungesättigte Fettsäuren**
Entbehrlich, für zahlreiche Krankheiten verantwortlich	lebensnotwendig	lebensnotwendig
Enthalten z. B. in Wurst, Kuchen, Käse, Speck, Fette zum Anbraten.	Enthalten z. B. in Olivenöl, Nüssen.	Enthalten z. B. in Fisch, Sonnenblumenöl, Distelöl.

Fette

Fette sind konzentrierte Energielieferanten und ebenso wie alle anderen Nährstoffe für den Körper lebensnotwendig. Die Qualität der Fette lässt sich anhand der enthaltenden Fettsäuren unterscheiden. Demnach unterscheiden wir in gesättigte, einfach ungesättigte und mehrfach ungesättigte Fettsäuren. Von den gesättigten Fettsäuren sollten Sie so wenig wie möglich zu sich nehmen, da deren häufige Einnahme die Blutfettwerte negativ beeinflusst und zu erhöhten Cholesterinwerten führen kann. Gesättigte Fettsäuren sind daran zu erkennen, dass sie bei Zimmertemperatur feste Konsistenz besitzen, wie z. B. Butter und Speck. Unter Gesundheitsaspekten sind insbesondere Transfette bedenklich, z. B. Frittierfette.

Unentbehrlich sind hingegen einfach ungesättigte Fettsäuren und mehrfach ungesättigte Fettsäuren. Diese Fette müssen dem Körper zugeführt werden, da er sie nicht selbst bilden kann. Einfach ungesättigte Fettsäuren befinden sich z. B. in Olivenöl und Nüssen. Mehrfach ungesättigte Fettsäuren befinden sich z. B. in Sonnenblumenöl, Distelöl und Fisch. Ersetzen Sie gesättigte Fettsäuren durch einfach ungesättigte und mehrfach ungesättigte Fettsäuren. Beim Zubereiten von

Speisen können Sie beispielsweise Margarine und Butter durch hochwertige Öle ersetzen.
Kraft- und Ausdauertraining bewirkt, dass Sie mehr Fett als gewöhnlich verbrauchen. Trotzdem müssen Sie die Fettmenge in Ihrer Ernährung nicht bewusst erhöhen. Das folgt daraus, dass Sie durch das Training auch einen höheren Bedarf an Eiweiß und häufig auch an Kohlehydraten decken müssen. Dabei steigt gleichzeitig die aufgenommene Fettmenge, da sich in den meisten Nahrungsmitteln Fette befinden. Stattdessen sollten Sie bei der Nahrungsaufnahme auf genügend Eiweiß und eine große Menge komplexer Kohlehydrate achten. Außerdem bedenken Sie, wenn Sie das Trainingsziel Körperfettreduktion verfolgen, dass fettarme Ernährung alleine nicht genügt. Abnehmen können Sie nur, wenn Sie regelmäßig eine negative Kalorienbilanz erreichen.

Vitamine

Vitamine sind organische Verbindungen, die an den zahlreichen Stoffwechselprozessen beteiligt sind und unser Immunsystem schützen. Bereits geringe Veränderungen an dem im Körper vorhandenen Vitaminbestand haben weitreichende Auswirkungen. Das Vitamin C stärkt beispielsweise das Immunsystem, weshalb sich bei einer Erkältung oder bei einer deutlichen Steigerung der Trainingsintensität die erhöhte Einnahme von Vitamin C empfiehlt. Es gibt aber auch Vitamine, deren erhöhte Zufuhr negative Auswirkungen hat. Aus diesem Grund sollten Sie nicht unbedacht auf die zahlreichen im Handel erhältlichen Vitaminpräparate zurückgreifen.
Essen Sie möglichst reif geerntetes Obst aus Ihrer Region, da das Obst dann die meisten Vitamine hat. Bei importiertem Obst hingegen ist der Vitamingehalt geringer, weil es frühzeitig geerntet wird, um den langen Transportweg überstehen zu können. Es ist nicht problematisch, wenn Sie an einem Tag nur wenige Vitamine zu sich nehmen, sofern dies nicht zum Regelfall wird. Denn ausschlaggebend für die Vitaminbilanz ist die Einnahme über mehrere Tage. Essen Sie dann aber am nächsten Tag wieder frisches Obst.

Obst ist ein guter Snack für zwischendurch; verzichten Sie hingegen auf Süßigkeiten.

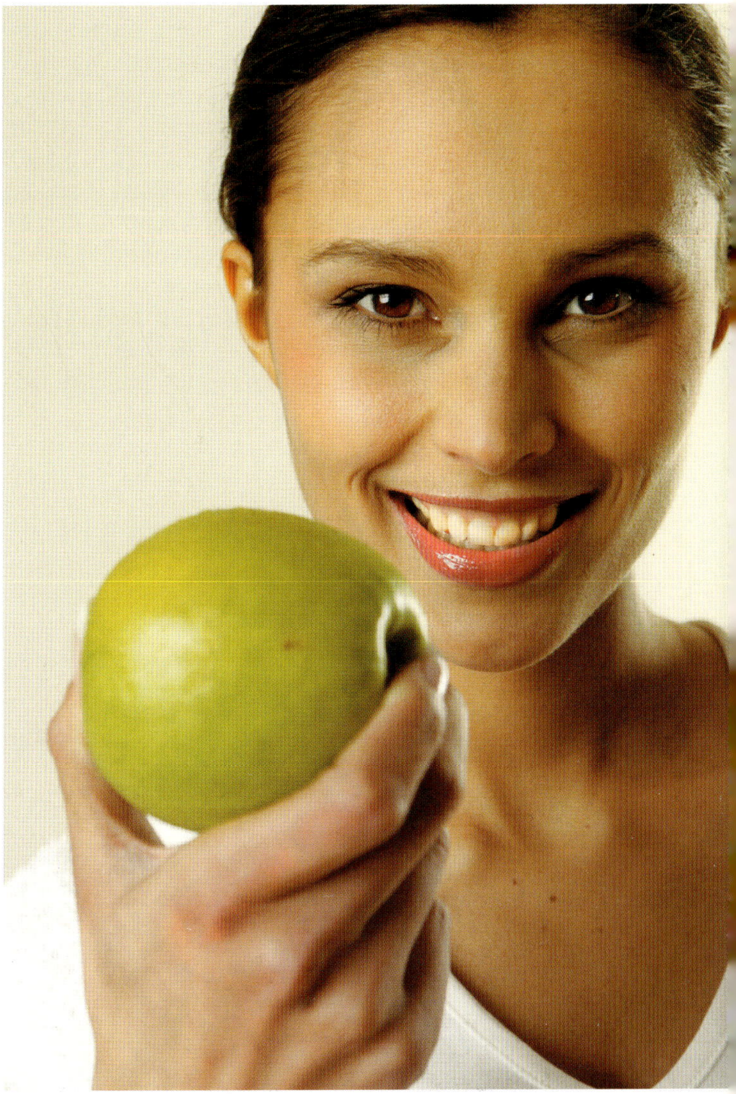

Mineralstoffe

Mineralstoffe sind am Aufbau der Knochensubstanz und an zahlreichen Stoffwechselvorgängen im Körper beteiligt, beispielsweise an der Regulierung des Wasserhaushaltes. Zu den Mineralstoffen gehören z. B. Natrium, Kalium, Kalzium und Magnesium. Zu den Mineralstoffen mit geringem Vorkommen im Körper, den so genannten Spurenelementen, gehören u. a. Eisen, Flur, Zink, Selen und Jod.

Mineralstoffe haben keine leistungsfördernde Wirkung. Deshalb ist es nicht sinnvoll, erhöhte Mengen bei normaler körperlicher Belastung einzunehmen. Zur Deckung des normalen Mineralstoffbedarfs genügt eine ausgewogene Ernährung.

Wenn Sie über einige Wochen sehr intensiv trainieren, können Nahrungsergänzungen sinnvoll sein, da ein Mangel an Mineralstoffen zu körperlichen Beeinträchtigungen führt. Magnesiummangel verursacht beispielsweise Muskelkrämpfe und Zinkmangel führt zu erhöhter Infektanfälligkeit. Achten Sie deshalb bei deutlicher Trainingssteigerung auf eine ausreichende Versorgung mit Zink, Magnesium und auch mit Eisen.

Wasser

Im menschlichen Körper befindet sich ein Wassergehalt von 50 bis 70 Prozent. Wasser ist Transportmittel von Nährstoffen und reguliert die Körpertemperatur durch die Abgabe von Schweiß. Die Wärme wird durch die Schweißverdunstung an der Hautoberfläche freigesetzt. Training erhöht die Körperwärme, wodurch die Schweißabgabe steigt. Die Menge ist abhängig von Trainingsintensität, Außentemperatur und Luftfeuchtigkeit.

Sie sollten am Tag mindestens zwei Liter Flüssigkeit trinken. Nehmen Sie oft Wasser auf. Koffeinhaltige oder alkoholhaltige Getränke hingegen sind zum Einhalten der Wasserbilanz ungeeignet, da sie bewirken, dass vermehrt Wasser ausgeschieden wird. Durch die intensive körperliche Belastung beim Fitnesstraining steigt die Schweißabgabe deutlich. Trinken Sie deshalb beim Training viel, da ansonsten die Gefahr besteht, dass der Körper dehydriert. Beim Schwitzen werden auch erhöht Mineralstoffe ausgeschieden, weshalb Sie am besten mineralhaltiges Wasser zu sich nehmen.

2. Ernährungsempfehlungen

Ernährungsbasis

Gestalten Sie Ihre Nahrungsmittelzufuhr abhängig von Ihrem Trainingsziel. Eine genaue Kontrolle ist sehr aufwendig, deshalb lohnt diese für das Sixpack-Training nur, wenn Sie bei Trainingskontrollen feststellen sollten, dass Sie die gesetzten Trainingsziele deutlich verfehlen. Es empfiehlt sich hingegen, regelmäßig die Nährstoffzusammensetzungen auf den Lebensmittelverpackungen zu prüfen. So verschaffen Sie sich einen Überblick über Ihre Nahrungsmittelaufnahme und können frühzeitig gegensteuern, wenn sich die anvisierten Trainingseffekte nicht einstellen.

Ein großer Teil der Ernährung sollte aus Kohlehydraten bestehen, wie diese beispielsweise in Kartoffeln, Nudeln und Brot enthalten sind. Essen Sie möglichst oft Vollkornprodukte. Verzichten sollten Sie hingegen weitestgehend auf Einfachzucker, wie diese in Süßigkeiten enthalten sind. Diese bewirken nur eine kurzzeitige Sättigung und führen anschließend zu Heißhungerattacken.

Welche Menge kohlehydratreicher Nahrungsmittel für Sie geeignet ist, hängt von Ihrer körperlichen Aktivität und Ihren Trainingszielen ab. Wenn Sie mit Ihrem Körperfettanteil zufrieden und im Training fit und leistungsbereit sind, haben Sie für sich ein geeignetes Ernährungsmaß gefunden. Wenn Sie hingegen Ihren Körperfettanteil etwas reduzieren wollen, schränken Sie zuerst den Konsum von gesättigten Fettsäuren ein, bevor Sie damit beginnen, die Kohlehydratzufuhr zu verringern.

Als Eiweißlieferanten nutzen Sie fettarme Produkte, wie beispielsweise Magerquark, Thunfisch und fettarmes Rindfleisch. Auch Molkeeiweiß (Whey), das in Pulverform im Fachhandel und einigen Apotheken erhältlich ist, hat einen sehr hohen Eiweißanteil und nur einen sehr geringen Fettanteil. Insbesondere für den Muskelaufbau von Fortgeschrittenen ist es ein wichtiges Produkt, um die benötigte Eiweißmenge zu erreichen.

Achten Sie auf eine fettarme Ernährung, wobei es gilt, die gesättigten Fettsäuren zu vermeiden. Verzichten Sie deshalb möglichst oft auf Produkte wie Wurst, fettreichen Käse, fettes Fleisch, Butter, Speck und Margarine, da in ihnen ein hoher Anteil gesättigter Fettsäuren enthalten ist. Außerdem ist der Konsum von Frittierfetten möglichst zu vermeiden und deshalb auf Produkte aus der Friteuse zu verzichten. Unentbehrlich sind hingegen einfach ungesättigte Fettsäuren und mehrfach ungesättigte Fettsäuren. Essen Sie deshalb Fisch, Nüsse und benutzen Sie wertvolle Öle wie Sonnenblumen-, Distel-, Raps- und Olivenöl.

Nahrungsmittel enthalten ganz unterschiedliche Inhaltsstoffe. Achten Sie deshalb auf eine abwechslungsreiche Ernährung. Essen Sie täglich frisches Obst und Gemüse und wechseln Sie immer wieder die Produkte ab. Essen Sie beispielsweise an einem Tag einen Apfel, einige Himbeeren, einen Salat mit Zwiebel, Radieschen und Tomaten. Am nächsten Tag essen Sie eine Birne, ein Stück Melone, eine Karotte und ein großes Stück Kohlrabi. So erhält Ihr Körper alle wichtigen Vitamine und Mineralstoffe. Ist eine solche Nahrungsmittelzusammenstellung nicht möglich, beispielsweise weil Sie eine Abneigung gegen große Mengen Rohkost haben, dann empfiehlt sich eine Nahrungsergänzung durch Vitamin- und Mineralprodukte. Auch kann ein intensives Trainingspensum und deutliche Gewichtsreduktion dazu führen, dass Ergänzungspräparate zugeführt werden müssen. Dabei ist auf die Versorgung mit Vitamin C, Magnesium, Calcium, Zink und Selen zu achten.

Trinken Sie viel, mindestens zwei Liter am Tag. Wenn Sie intensiv schwitzen, sich körperlich betätigen oder abnehmen, müssen Sie deutlich mehr trinken. Am besten ist Wasser geeignet, da es keine Kalorien enthält. Alkohol hingegen ist zum Einhalten des Wasserhaushalts nicht geeignet, da er harntreibend wirkt, und somit dazu führt, dass vermehrt Wasser ausgeschieden wird. Auch hat er schädlichen Einfluss auf den Organismus und liefert keine Nährstoffe. Deshalb sollte er – wenn überhaupt – nur in Maßen genossen werden.

Keine Diäten

Zahlreiche Diäten werden angeboten, die helfen sollen, schnellstmöglich das Wunschgewicht zu erreichen. Die damit verbundene Reduktion der Nahrungsmittelzufuhr bewirkt aber, dass der Körper anfängt, Energie zu sparen, und dazu den Stoffwechsel umstellt. Der Körper benötigt Eiweiß zum Erhalt, zum Aufbau und zur Regeneration von Körpersubstanzen. Wenn in Folge der reduzierten Nahrungszufuhr zu wenig Eiweiß aufgenommen wird, greift der Körper auf Muskeleiweiß zurück und wandelt dieses um. Dadurch verschlechtert sich das Verhältnis von Muskelmasse zum Körperfettanteil. Auch ermüdet der Körper durch die mangelnde Energieaufnahme und er wird anfällig für Infekte und Verletzungen.
Die Resultate einer Radikal-Diät sind, dass Wasser ausgeschieden und Muskelmasse abgebaut wird. Innerhalb weniger Tage kann so auf der Waage das Wunschgewicht erreicht werden. Wird dann aber wieder normal gegessen, steigt das Gewicht sprungartig an. Der Körper speichert möglichst viel Energie in Fettdepots, um für zukünftige Nahrungsmittelengpässe vorzusorgen. Schnell ist das alte Gewicht wieder bei der gleichen Nahrungsmittelzufuhr erreicht und sogar überschritten. Das folgt daraus, dass sich der Grundumsatz des Körpers an Energie durch den Abbau von Muskelmasse verringert hat. Das beschriebene Phänomen ist der sogenannte „Jojo-Effekt", der viele Menschen, die es mit Diäten versuchen, verzweifeln lässt.
Sie können nur dann Ihr Körperfett erfolgreich reduzieren, wenn Sie regelmäßig Sport treiben, sich bedarfsgerecht ernähren und dadurch eine negative Kalorienbilanz erreichen.

Ernährung vor, während und nach dem Training

Vor einer Trainingseinheit können Sie noch einen kohlehydratreichen Snack essen, z. B. ein Vollkorn-Müsli oder eine Banane. Fetthaltige Nahrung sollten Sie hingegen mindestens zwei Stunden vor dem Fitnesstraining nicht mehr zu sich nehmen.
Während des Trainings müssen Sie viel trinken, mindestens einen halben Liter je Trainingsstunde. Am besten trinken Sie Wasser oder eine Schorle aus zwei Dritteln Wasser und einem Drittel Apfelsaft (nicht Apfelfruchtsaft).
Nach dem Training müssen Sie zuerst die entleerten Kohlehydratspeicher wieder auffüllen. Grundsätzlich sollten Sie statt einer großen Hauptmahlzeit besser mehrere Mahlzeiten über den Tag verteilt zu sich nehmen. Dies ist für den Erfolg des Muskelaufbau-Trainings grundlegend. Essen Sie mehrfach täglich verschiedene eiweißhaltige Mahlzeiten, und versuchen Sie nicht, mit einer Mahlzeit Ihren gesamten Eiweißbedarf zu decken. Verfahren Sie auch bei der Einnahme von Eiweißpräparaten nach diesem Prinzip.
Eine Zunahme der Muskelmasse ist nur über eine Vergrößerung der Nahrungsmenge möglich. Dabei muss auf einen geringen Fettanteil in der Nahrung geachtet werden. Ansonsten besteht die Gefahr, dass der Sportler nicht nur Muskelmasse zunimmt, sondern auch seinen Fettanteil deutlich erhöht.

Regelmäßig Essen

Es ist sinnvoll, immer zu regelmäßigen Zeiten zu essen. Sie können den folgenden Ernährungsplan nutzen, mit dem zahlreiche Menschen gute Erfahrungen gemacht haben und der von Ernährungswissenschaftlern oft empfohlen wird. Wenn Sie jedoch mit Ihrem Körperfettanteil und den Steigerungen Ihrer sportlichen Leistungsfähigkeit zufrieden sind, können Sie Ihre Ernährungsgewohnheiten beibehalten. Beachten Sie bei allen Plänen, dass diese nur Vorschläge darstellen. Je besser Sie das Verhalten Ihres Körpers verstehen lernen, desto besser können Sie Ihr individuell optimales Ernährungskonzept zusammenstellen. Achten Sie darauf, dass Ernährungsumstellungen nur schrittweise vorgenommen werden sollten und nicht radikal, um feststellen zu können, wie der Körper auf die Veränderungen reagiert.

Ernährungsvorschlag

Es hat sich gezeigt, dass gute Ernährungsergebnisse erreicht werden, indem man drei Hauptmahlzeiten einnimmt: Frühstück, Mittagessen und Abendessen. Dies bedeutet allerdings nicht, dass drei Mal viel gegessen werden soll. Stattdessen soll die Ernährung über den Tag verteilt erfolgen und zwar so, dass die Gesamtmenge dem Tagesbedarf an Nahrungsmitteln entspricht. Außerdem ist es sinnvoll, eine kleine Zwischenmahlzeit zwischen Frühstück und Mittagessen und eine am Nachmittag zu essen. Das Abendessen nehmen Sie am besten am frühen Abend ein. Sie können dann zwei bis drei Stunden später noch einen kleinen Zwischen-Snack essen.
Wie Sie die Hauptmahlzeiten optimal zusammensetzen, hängt von Ihrem Lebensstil, von Ihrem Trainingsziel und von Ihrer Trainingsuhrzeit ab. Hier gilt es, durch bewusste Nahrungsmittelaufnahme herauszufinden, was für Ihren Körper gut geeignet ist.
Als Zwischenmahlzeiten sind kleine Obst-, Gemüse- oder Eiweiß-Snacks empfehlenswert. Auf Süßigkeiten sollten Sie hingegen verzichten, da Sie ansonsten kurze Zeit danach wieder Hunger verspüren werden.

	Vorschlag Essensplan, kein Training	Vorschlag Essensplan, Training von 17-19 Uhr	Vorschlag Essensplan, Training von 9-11 Uhr
Frühstück	7.00 Uhr	7.00 Uhr	6.30/7.00 Uhr
Vormittags-Snack	10.00 Uhr	10.30 Uhr	/
Mittagessen	12.30 Uhr	13.00 Uhr	11.30/12.00 Uhr
Nachmittags-Snack	15.30 Uhr	16.00 Uhr	15.00 Uhr
Abendessen	18.00 Uhr	19.30/20.00 Uhr	17.30 Uhr
Abend-Snack	20.30 Uhr	/	20.30 Uhr

Teil V: Trainingsplanung

In diesem Kapitel erfahren Sie die Grundlagen zur Trainingsplanung. Sie werden darüber informiert, wie eine Trainingsstunde in die Phasen Aufwärmen, Hauptteil und Abwärmen einzuteilen ist. Auf das Dehnen wird dabei ausführlich eingegangen, da es ein wichtiger Trainingsbestandteil in der Aufwärmphase und in der Abwärmwärmphase ist.
Danach werden Trainingszyklen für die Trainingsziele „Sixpack" und „Muskelaufbau" vorgestellt. Diese können von Einsteigern ebenso wie von Fortgeschrittenen genutzt werden. Die abgebildeten Dehn- und Kräftigungsprogramme können Sie auch verwenden, wenn Sie selbstständig Trainingszyklen planen.
Beachten Sie bei allen dargestellten Trainingszyklen und Programmen, ebenso wie bei der selbstständigen Trainingsplanung, dass Sie spätestens nach einer Trainingsdauer von zwölf Wochen Änderungen am Programm vornehmen, z. B. Übungen austauschen, oder nach einem ganz neuen Programm trainieren. Nur so ist sichergestellt, dass der Körper immer wieder gefordert wird und die Leistung nicht stagniert. Außerdem wird so verhindert, dass das Training eintönig wird (siehe S. 10-11).

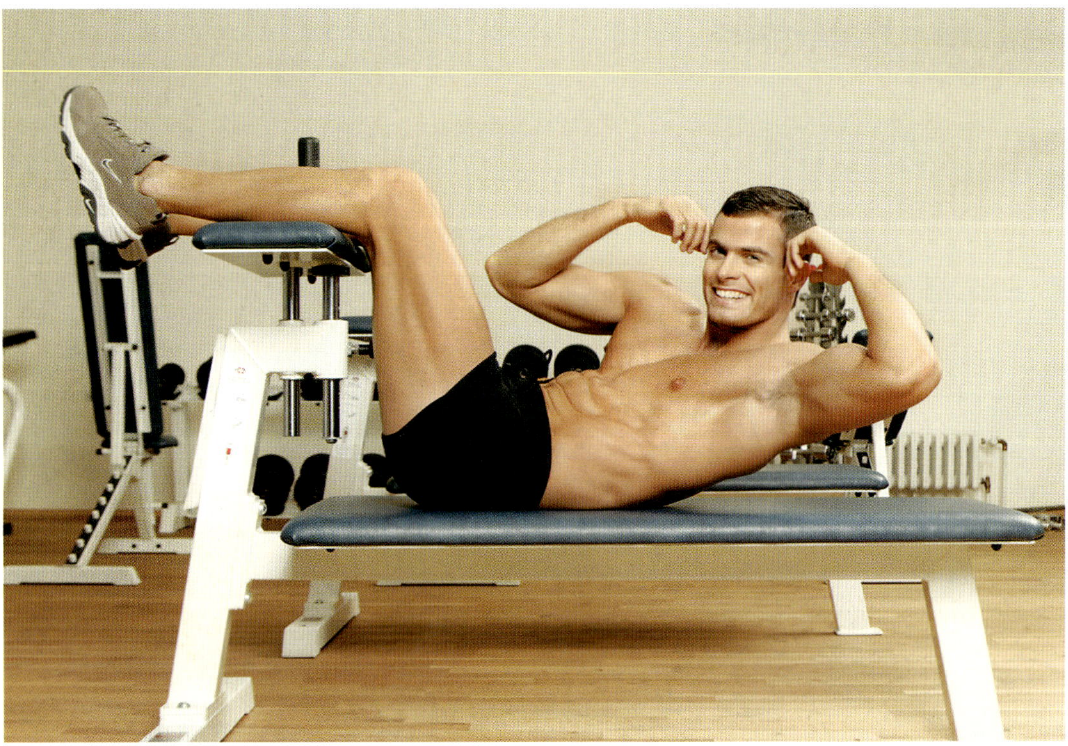

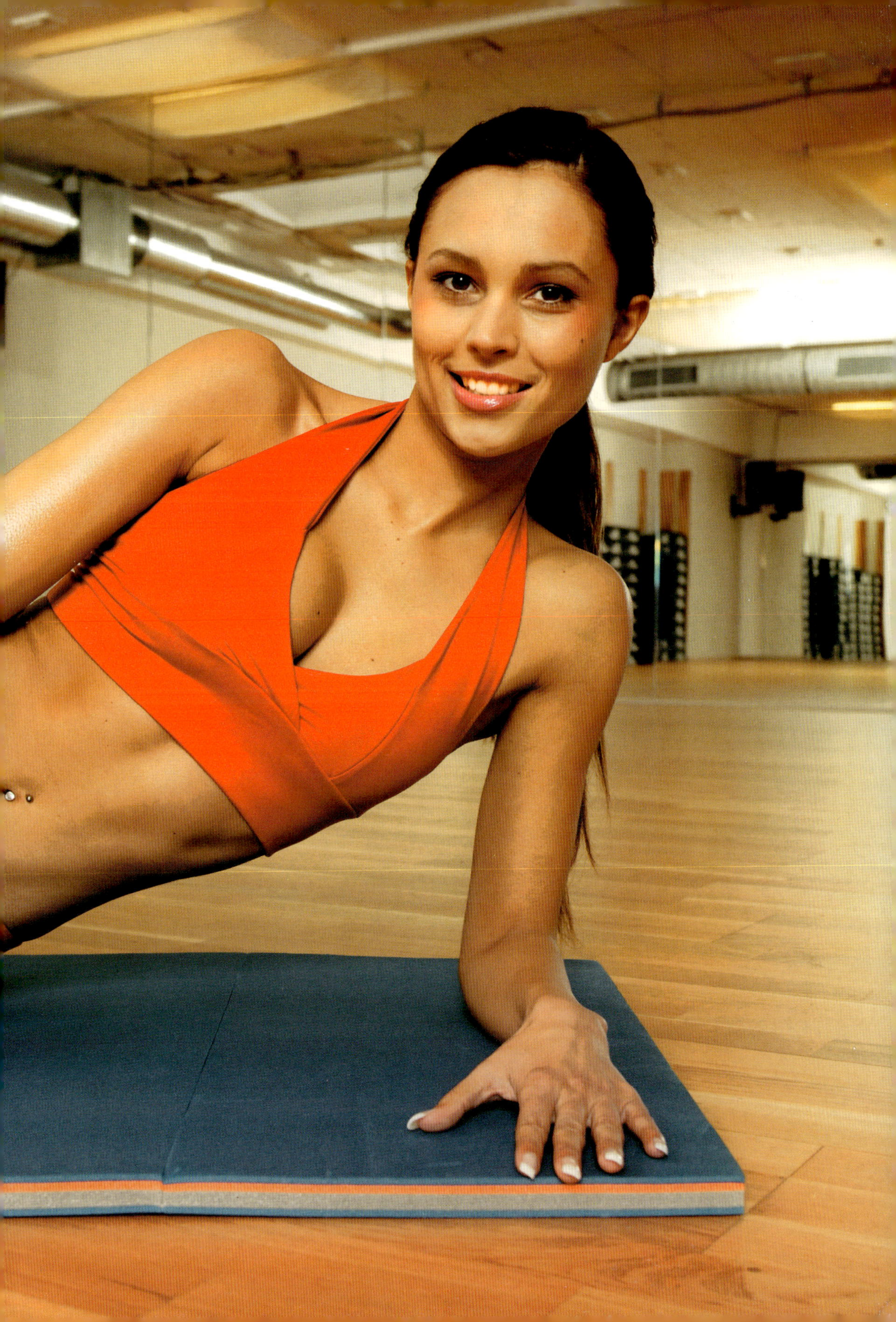

Trainingsphasen

1. Aufwärmphase — Dauer: mindestens 15 Minuten
   1.1 Aufwärmübung
   Übung zum Aufwärmen des Körpers.
   1.2 Dehnen
   Vorbereitendes Dehnen der Muskulatur.

2. Hauptteil — Dauer: 30-90 Minuten
   2.1 Krafttraining
   Übungen zur Körperkräftigung.
   oder 2.2 Ausdauertraining
   Sportliche Betätigung mit kontrollierter Intensität.

3. Abwärmphase — Dauer: mindestens 10 Minuten
   3.1 Abwärmübung
   Übung mit geringer Intensität zum Abwärmen des Körpers.
   3.2 Stretching
   Leichtes Dehnen der trainierten Muskulatur zur Regeneration.

1. Inhalte der Trainingsstunde

Jedes Training, gleich in welcher Sportart, ist in die Phasen „Aufwärmen“, „Hauptteil“ und „Abwärmen“ gegliedert. Bauen Sie auch Ihr Fitnesstraining entsprechend auf. Die Dauer und die Gestaltung der Phasen sind abhängig von Schwerpunkt, Gesamtdauer und Intensität des Trainings.

Aufwärmphase

In der Aufwärmphase bereiten Sie Ihren Körper auf das Training vor. Dazu müssen Sie sich zuerst aufwärmen und sich dann dehnen. Der Körper wird so leistungsfähiger und ist weniger anfällig für Verletzungen.

Abwärmübung

Sie beginnen Fitnesstraining mit einer Betätigung, die den Körper aufwärmt und auf die Trainingsbelastung vorbereitet. Wählen Sie eine Übung, die sich in gleichmäßiger Geschwindigkeit durchführen lässt. Die Bewegungen werden für die Dauer von 5-10 Minuten ausgeführt. Sie sollten dabei nicht außer Atem kommen. Vermeiden Sie Extremsituationen und führen Sie keine schnellen und ruckartigen Bewegungen aus. In dieser Phase geht es darum, den Körper auf das Training einzustimmen, und nicht darum, bereits Leistung zu erbringen. Sie können sich beispielsweise mit langsamem Laufen aufwärmen. Beim Training zuhause bietet es sich an, auf der Stelle zu gehen oder zu laufen. Als Trainingsgeräte können in dieser Phase Radergometer, Sprungseil oder Stepper genutzt werden.

Dehnen

Nachdem Sie Ihren Körper aufgewärmt haben, beginnen Sie mit den Dehnübungen. Am besten dehnen Sie alle Muskelgruppen, die Schwachstellen intensiv. Um die Trainingsdauer zu verkürzen, genügt es auch, diejenigen Muskelgruppen zu dehnen, die im Trainingshauptteil gefordert werden. Ohne vorheriges Dehnen besteht die Gefahr, dass Sie sich im Training verletzen. Außerdem ist sonst der Körper nicht optimal auf die bevorstehende Tätigkeit vorbereitet und kann keine Höchstleistungen erbringen. Für das vorbereitende Dehnen einzelner Muskelgruppen sollten Sie eine Dauer von mindestens 5 Minuten vorsehen. Sie können diese Phase jedoch beliebig verlängern, insbesondere dann, wenn Sie Ihre Beweglichkeit gezielt verbessern möchten.

Hauptteil

Auf die Aufwärmphase folgt der Hauptteil des Fitnesstrainings. In diesem Abschnitt wird vorrangig die Kraft oder die Ausdauer trainiert.

Krafttraining

Einsteiger trainieren in den ersten Trainingseinheiten nach der Kraftausdauer-Methode. Führen Sie viele Wiederholungen der Übungen mit eher geringer Intensität aus. Es geht darum, den Körper an die neuen Bewegungsformen zu gewöhnen. Auch muss gelernt werden, sich auf die ausführende Muskulatur zu konzentrieren, um optimale Ergebnisse zu erreichen. Nach der Eingewöhnungsphase von einigen Wochen kann zwischen den Methoden Kraftausdauer und Muskelaufbau gewählt werden (siehe S. 24).

Ausdauertraining

In den ersten Trainingseinheiten wird die Grundlagenausdauer trainiert. Bauen Sie diese kontinuierlich auf, indem Sie die Trainingszeiten in jeder Einheit verlängern. Sie werden bereits nach wenigen Trainingseinheiten deutliche Fortschritte feststellen, vorausgesetzt Sie trainieren mindestens zweimal wöchentlich. Ziel ist es, mindestens 40 Minuten ohne Unterbrechung mit niedrigem Puls laufen zu können. Gelingt Ihnen dies, können Sie auf intensivere Trainingsformen für die Ausdauer zurückgreifen. Sie können nun Einheiten mit Fitnessausdauerintensität ausführen und außerdem Intervalltraining einfügen. Machen Sie jedoch auch immer wieder Einheiten für die Grundlagenausdauer (siehe S. 54).

Abwärmphase

In der Abwärmphase wird das Training mit dem Abwärmen des Körpers und einigen Dehnübungen für die beanspruchte Muskulatur abgeschlossen. Zusätzlich bieten sich Maßnahmen zur Erholung an, wie Sauna, Massagen und Baden in warmem Wasser. Dies hilft dem Körper, zu entspannen und Verhärtungen abzubauen, und beschleunigt somit die Regeneration. Planen Sie nach einer intensiven Trainingseinheit auch eine Stunde mehr Schlaf als üblich ein, die der Körper zur Erholung benötigt.

Abwärmübung

Nach einer Trainingseinheit sollten Sie sich abwärmen, um die Muskulatur zu lockern. Außerdem hilft dies dem Körper, schnell zu regenerieren. Bewegen Sie sich dazu in einem langsamen Tempo einige Minuten lang, ohne sich anzustrengen. Gut eignen sich hierfür Walken, langsames Laufen und Radfahren mit geringer Intensität. Führen Sie dies für eine Dauer von etwa 5 Minuten aus.

Dehnen

Zum Abschluss Ihres Fitnesstrainings dehnen Sie die beanspruchte Muskulatur noch einmal. Bewegen Sie sich dabei in keine extremen Dehnpositionen, da die Muskulatur ermüdet ist und deshalb zu Krämpfen neigt. Dehnen Sie sich auch nur in der ersten Dehnphase und erweitern danach die Position nicht mehr (siehe S. 79). Das Dehnen am Trainingsende dient dazu, Verspannungen in der Muskulatur zu lösen, und zu verhindern, dass sich die Muskulatur verkürzt.

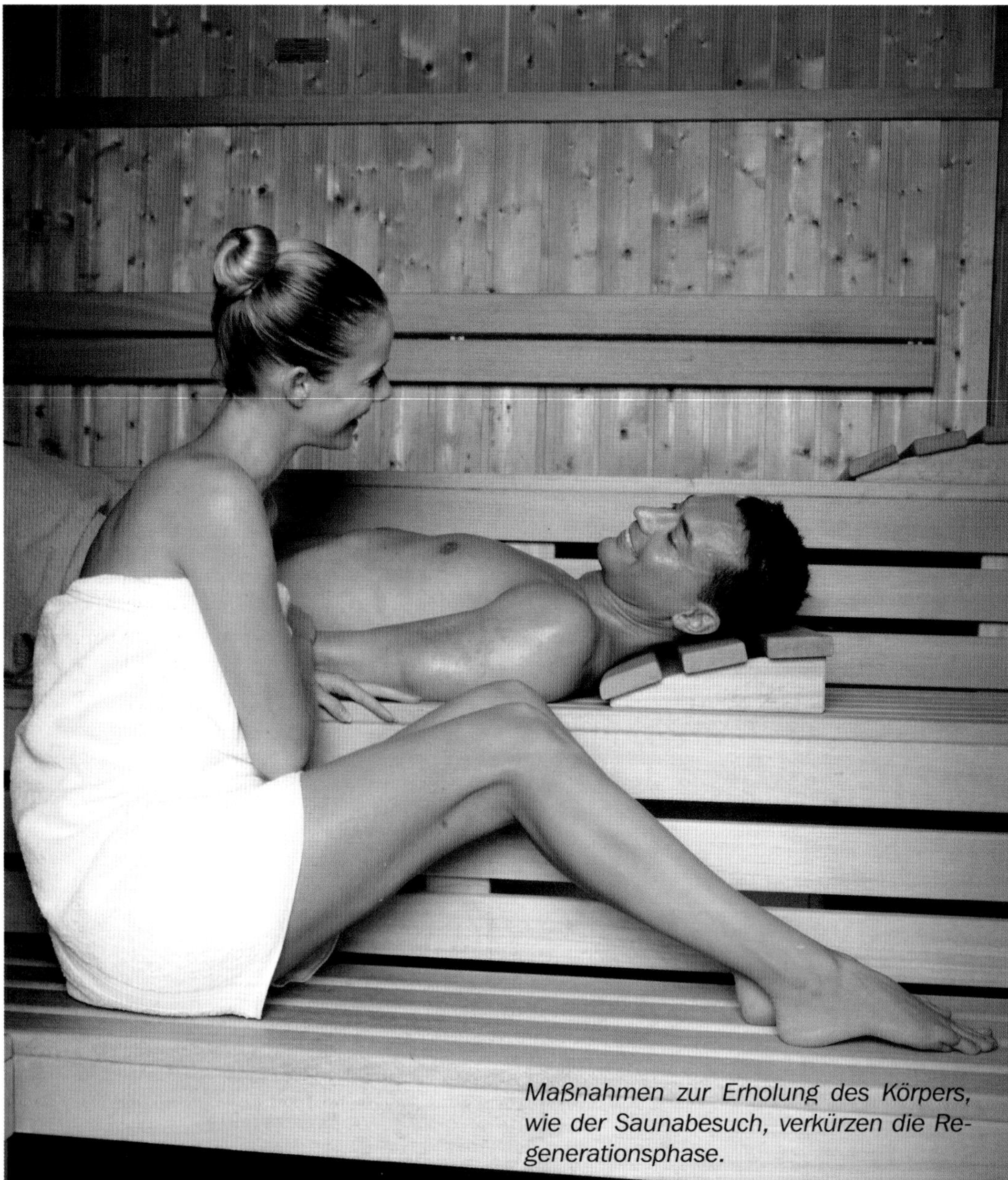

Maßnahmen zur Erholung des Körpers, wie der Saunabesuch, verkürzen die Regenerationsphase.

2. Das Dehnen

Der Begriff „Dehnen“ umfasst das gezielte Ausführen von Übungen zur Verbesserung der Beweglichkeit. In diesem Buch wird darunter das langsame Einnehmen einer Position verstanden, in der man einen leichten Dehnreiz in der Muskulatur spürt. In dieser Position wird dann durch das Ausführen der Dehnmethode „Entspannen – Erweitern“ die Beweglichkeit vergrößert.

In diesem Abschnitt erfahren Sie die Grundlagen zum Dehnen und die wichtigsten Übungen. Wenn Sie sich ein Dehnprogramm aus diesen Übungen zusammenstellen, empfiehlt es sich, für jede große Muskelgruppe zumindest eine Dehnübung einzufügen (siehe S. 95). Um die Vorbereitungszeit vor dem Ausdauer- oder Krafttraining zu verkürzen, genügt es auch, nur die Muskelgruppen zu dehnen, die anschließend vorrangig aktiviert werden. Weitere Dehnübungen finden Sie in dem Buch „Best Stretching – Dehnübungen für alle Sportarten“ (Delp 2005).

Dehnmethode „ Entspannen – Erweitern“ (Leichtes und fortschreitendes Dehnen)

Die Methode wurde von Bob Anderson verbreitet. Darin wird das Dehnen in zwei Phasen unterteilt: das leichte und das fortschreitende Dehnen (vgl. Anderson 1996, S. 16-20). Achten Sie beim Ausführen der Übungen darauf, dass Sie gleichmäßig atmen, sich auf die zu dehnende Muskulatur konzentrieren und diese entspannen.

In der **ersten Dehnphase** nehmen Sie vorsichtig eine Position ein, in der Sie einen leichten Dehnreiz spüren. Halten Sie diese Stellung für einige Sekunden und entspannen Sie bewusst den Muskel. Über die exakte Dauer gibt es verschiedene Auffassungen. Der Autor empfiehlt Ungeübten, lautlos auf 20 Sekunden zu zählen, und so lange in der Stellung zu bleiben. Mit fortschreitender Dehnerfahrung orientieren Sie sich an dem eigenen Körperempfinden und nicht mehr an der Zeitdauer. Die Dehnspannung sollte nach kurzer Zeit etwas nachlassen. Auch wenn Sie das nicht spüren, sollten Sie sich in der Position wohl fühlen und entspannen können. Ist dies nicht der Fall, müssen Sie etwas nachgeben und die Spannung verringern.

In der **zweiten Dehnphase** intensivieren Sie die Position, bis Sie einen erneuten Reiz spüren. Anschließend halten Sie diese Stellung für etwa 20 Sekunden. Auch die erweiterte Position müssen Sie als angenehm empfinden, sonst müssen Sie diese korrigieren.

Zum Abschluss bewegen Sie sich vorsichtig aus der Dehnposition heraus.

Dehnungsdurchführung:

- Bringen Sie den Muskel langsam in eine Position, in der Sie einen leichten Dehnreiz spüren.
- Halten Sie ihn etwa 20 Sekunden in dieser Stellung (1. Phase).
- Erweitern Sie die Dehnung, bis Sie eine erneute Spannung spüren. Halten Sie auch diese Stellung etwa 20 Sekunden (2. Phase).
- Lösen Sie sich vorsichtig aus der Dehnung.

Regeln

Vor der Durchführung intensiver Dehnübungen sollten Sie sich grundsätzlich zuerst aufwärmen (siehe S. 76-77). Zum Lösen einzelner Verspannungen, beispielsweise im Büro, können Sie sich aber auch ohne vorheriges Aufwärmen dehnen. Vermeiden Sie dann aber extreme Dehnpositionen.
Nehmen Sie eine stabile Ausgangsposition ein, damit Sie sich vollständig auf die Dehnung konzentrieren können. Besonders bei einer hohen Dehnintensität kann ein unsicherer Stand dazu führen, dass Sie die optimale Position überschreiten und sich verletzen.
Bewegen Sie sich langsam und vorsichtig, um die richtige Dehnposition zu finden. Ruckartige Bewegungen können zu Verletzungen führen. Lösen Sie sich anschließend ebenso vorsichtig wieder aus der Dehnposition.
Das eigene Leistungsvermögen entscheidet über die Dehnposition. Versuchen Sie nicht, die gleiche Dehnposition wie Ihr Trainingspartner oder wie die Darstellerin im Buch einzunehmen, sondern orientieren Sie sich an Ihrem eigenen Empfinden, denn die körperlichen Voraussetzungen sind von Mensch zu Mensch unterschiedlich. Außerdem werden Sie bald feststellen, dass auch Ihre eigene Muskelspannung von Tag zu Tag unterschiedlich ausfällt. Sie dürfen deshalb niemals versuchen, eine Dehnposition mit Gewalt zu erreichen. Bei Schmerzen müssen Sie umgehend die Dehnposition verringern, da sich der Muskel ansonsten weiter verhärtet, statt sich zu lockern. Nur wenn Sie den entspannten Muskel langsam an die neue Dehnposition gewöhnen und dies regelmäßig üben, wird sich Ihre Beweglichkeit spürbar verbessern.
Wenn Sie die richtige Dehnposition gefunden haben, konzentrieren Sie sich auf den zu dehnenden Muskel. Entspannen Sie ihn, bevor Sie die Dehnposition erweitern.
Atmen Sie während des Entspannens langsam und gleichmäßig und achten Sie zugleich darauf, wie die Spannung im Muskel nachlässt. Erweiterungen der Dehnposition werden während des Ausatmens vorgenommen.
Um Ihre Beweglichkeit langfristig zu erhalten und zu verbessern, müssen Sie sich regelmäßig dehnen. Wenden Sie mindestens zweimal wöchentlich Ihre Übungen an und vermeiden Sie lange Unterbrechungen zwischen den Dehntagen. Ein zeitlicher Mindestabstand zwischen zwei Dehntagen muss nicht eingehalten werden, da das Dehnen den Körper regeneriert und nicht beansprucht.

Dehnübungen

Durchführung der Übungen

Die Pfeile auf den Übungsbildern zeigen die Bewegungsrichtung. In der Ausgangsposition nehmen Sie die Position ein, in der Sie einen leichten Dehnreiz spüren. Wenden Sie nun die vorgestellte Dehnmethode „Entspannen – Erweitern“ an.
Auch wenn eine Übung nur zu einer Seite beschrieben ist, dehnen Sie immer beide Körperseiten.

D 1: Kopf zur Seite neigen

Diese Übung dehnt die Hals- und Nackenmuskulatur.

Sie stehen aufrecht und der Kopf ist zur rechten Seite abgelegt. Ziehen Sie langsam den linken Arm nach unten, bis Sie einen leichten Dehnreiz in der linken Nackenseite spüren. Halten Sie diese Position und entspannen Sie Ihre Muskulatur. Dabei atmen Sie gleichmäßig weiter. Wenn die Dehnspannung nach einigen Sekunden nachlässt, greifen Sie mit dem rechten Arm über den Kopf und ziehen ihn mit der Handfläche nach unten, bis Sie einen erneuten Reiz spüren. Vermeiden Sie es dabei, die linke Schulter hochzuziehen.

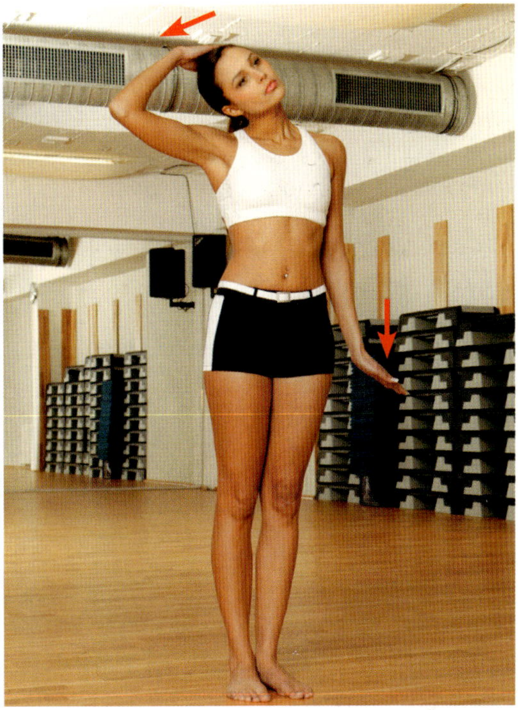

D 2: Gestreckten Arm dehnen

Diese Übung dehnt die Brust-, die vordere Oberarm- und die vordere Schultermuskulatur.

Sie stehen seitlich neben einem hohen Gegenstand, z. B. einer Wand, und drücken den gestreckten Arm in waagrechter Haltung mit der Handfläche dagegen. Bewegen Sie das innere Bein etwas nach vorne und drehen Sie zugleich den Oberkörper nach vorne, bis Sie einen leichten Dehnreiz in der Brustmuskulatur spüren.

Wenn Sie die Hand mit der Handinnenseite statt mit der Handfläche anlegen, wird die vordere Oberarmmuskulatur etwas stärker gedehnt. Sie können die Übung auch mit gebeugtem Arm ausführen, um vorwiegend die Brustmuskulatur zu dehnen.

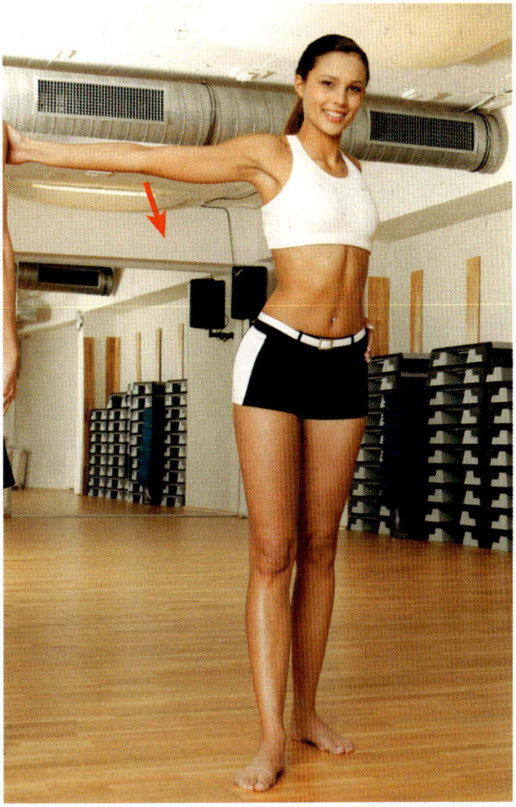

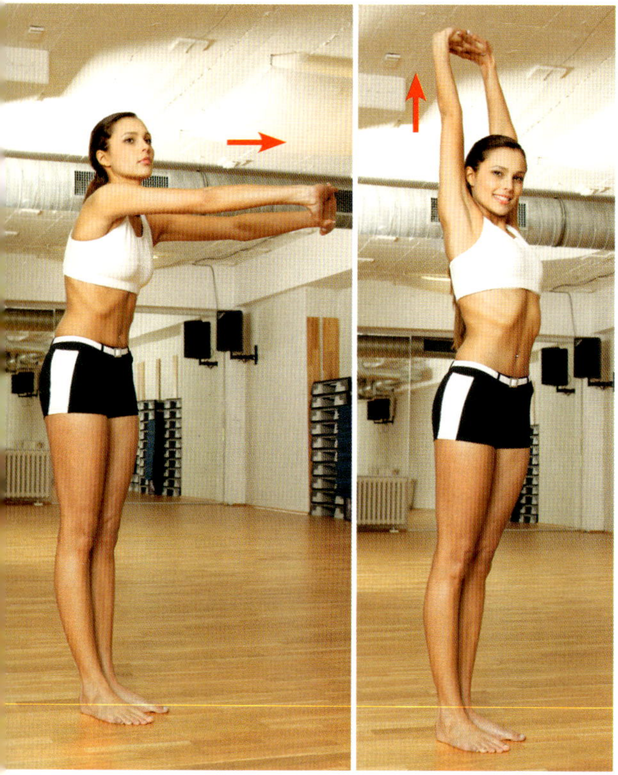

D 3: Arme und Oberkörper nach vorne und nach oben strecken

Diese Übung dehnt die obere Rückenmuskulatur, die äußere Arm-, die Schulter-, die Handgelenks- und Fingerbeugemuskulatur.
Sie stehen aufrecht, die Hände halten Sie vor dem Körper, die Finger sind ineinander gelegt. Strecken Sie zuerst die Arme nach vorne und drehen Sie gleichzeitig die Handinnenflächen vom Körper weg. Führen Sie dann die Arme gestreckt nach oben. Dabei strecken Sie den Körper, bis Sie einen leichten Dehnreiz spüren.

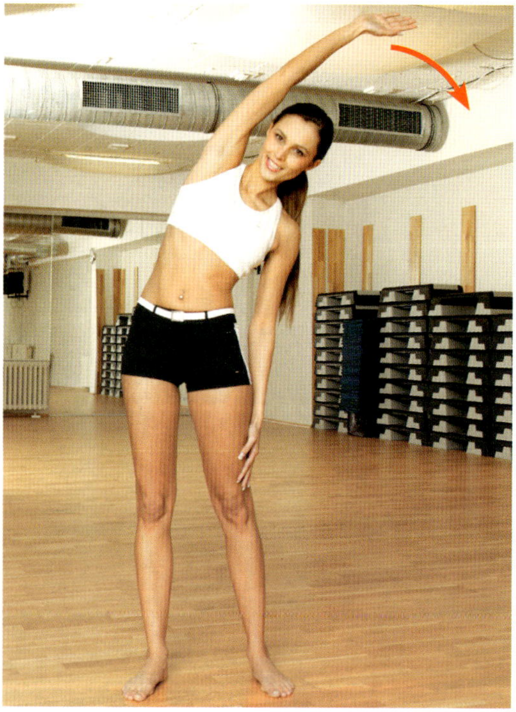

D 4: Oberkörper seitlich beugen

Diese Übung dehnt die seitliche Brust-, die Bauch- und die Rückenmuskulatur.
Sie stehen aufrecht, die Beine sind etwa hüftbreit auseinander. Strecken Sie einen Arm in die Luft und beugen Sie dann den Oberkörper zur anderen Seite, bis Sie einen leichten Dehnreiz spüren. Achten Sie darauf, dass Sie mit dem Oberkörper auf einer Linie bleiben und nicht mit dem Becken zur Seite ausweichen.
Gut kontrolliert lässt sich die Übung ausführen, wenn Sie sich an einem Gegenstand mit dem äußeren, über den Kopf geführten Arm festhalten, z. B. an einer Sprossenwand. Bewegen Sie nun die Hüfte langsam nach außen, von der Sprossenwand weg, bis Sie eine Dehnspannung spüren.

D 5: Schulterblätter greifen

Diese Übung dehnt die Schulter- und die obere Rückenmuskulatur.

Sie stehen aufrecht und führen die Hände gekreuzt in Richtung der Schulterblätter, bis Sie einen leichten Dehnreiz spüren. Die Oberarme bleiben dabei in waagrechter Position. Geübte halten sich an den Schulterblatträndern fest.

Die Übung wird intensiviert, wenn Sie den Schultergürtel etwas nach vorne unten ziehen.

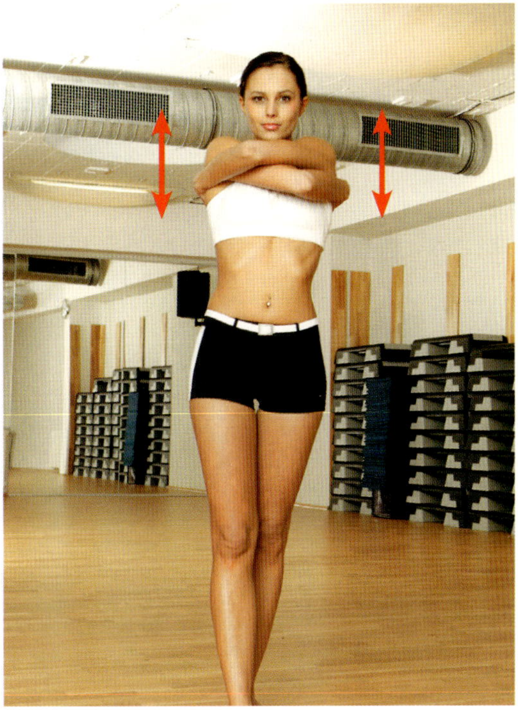

D 6: Hände greifen einander hinter dem Kopf

Diese Übung dehnt die Schulter-, die Arm-, die Brust- und die obere Rückenmuskulatur.

Sie stehen aufrecht, der rechte Unterarm hängt hinter dem Kopf nach unten, wobei sich der Oberarm etwa in senkrechter Position befindet. Legen Sie die linke Hand auf den rechten Ellbogen und schieben Sie so den Arm gerade nach unten, bis Sie einen leichten Dehnreiz spüren.

Nachdem Sie in der ersten Position gedehnt haben, halten Sie den rechten Arm in dieser Stellung. Den linken Unterarm führen Sie hinter dem Rücken von unten nach oben, bis Sie einen erneuten Dehnreiz spüren. Fortgeschrittenen gelingt es, dass sich beide Hände greifen.

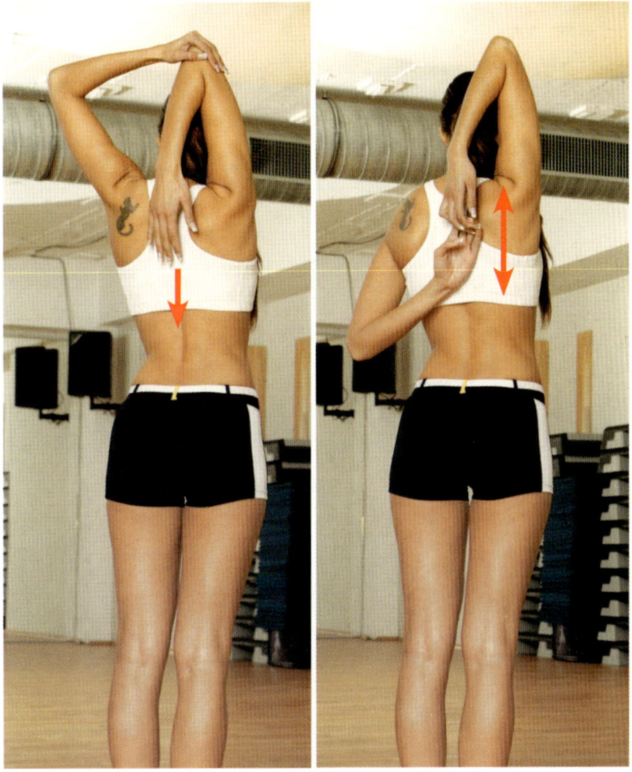

D 7: Arme und Beine in Rückenlage strecken

Diese Übung dehnt die Bauchmuskulatur.
Sie befinden sich in Rückenlage, die Arme sind über dem Kopf abgelegt. Strecken Sie die Arme und Beine vom Rumpf weg, bis Sie einen leichten Dehnreiz spüren.
Um die schräge Bauchmuskulatur intensiv zu dehnen, strecken Sie den rechten Arm und gleichzeitig das linke Bein. Lassen Sie den linken Arm und das rechte Bein entspannt.

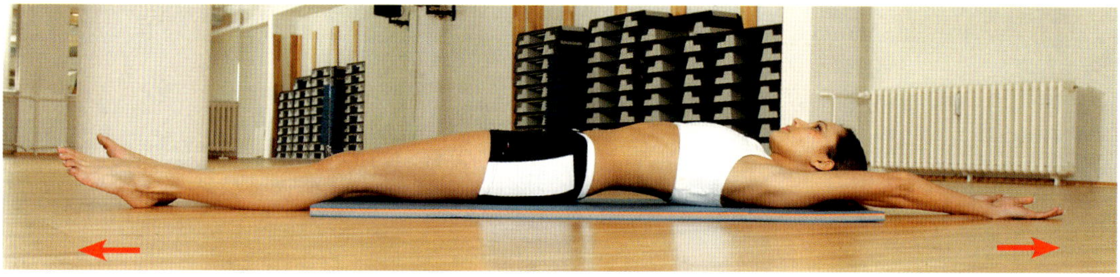

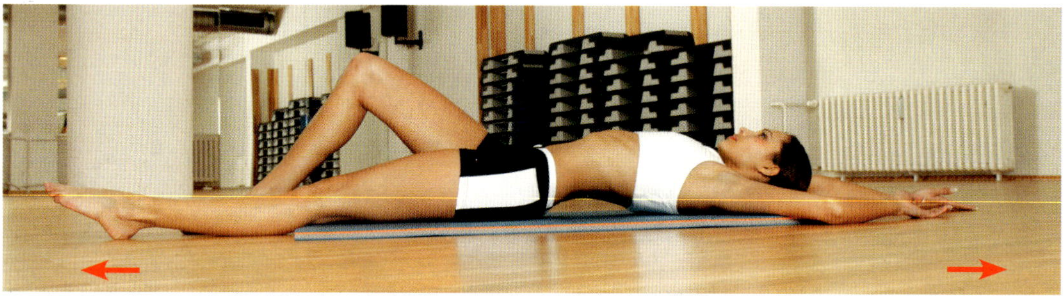

D 8: In Rückenlage gebeugte Beine zur Seite legen

Diese Übung dehnt die seitliche Bauch- und die untere Rückenmuskulatur.
Sie liegen auf dem Rücken mit seitlich oder nach oben gestreckten Armen und angezogenen Beinen. Bewegen Sie nun die Beine zu einer Seite, bis Sie einen leichten Dehnreiz spüren.
Sie intensivieren die Übung, indem Sie die Knie weiter zum Oberkörper ziehen.

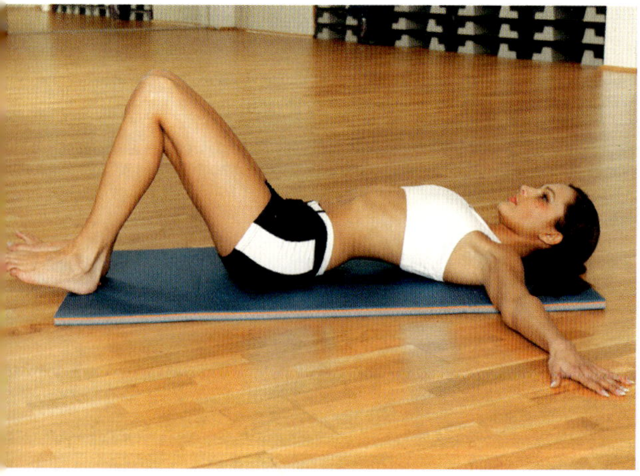

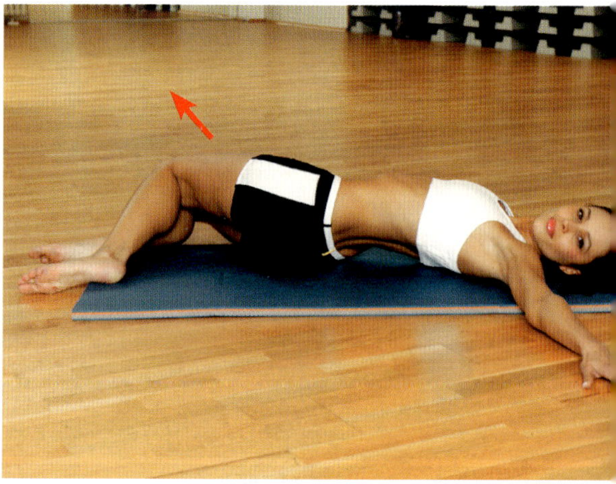

D 9: Oberkörper vorziehen

Diese Übung dehnt die Rücken-, die Schulter-, die Nacken- und die Gesäßmuskulatur.

Sie sitzen auf dem Boden mit angestellten Beinen. Bewegen Sie den Oberkörper nach vorne und schieben Sie das Becken vor, bis Sie einen leichten Dehnreiz spüren. Dazu können Sie mit den Armen von unten die Unterschenkel umfassen und sich mit den Händen vorziehen.

Die Übung kann auch im Sitzen auf einem Stuhl oder im Stand mit gebeugten Beinen ausgeführt werden.

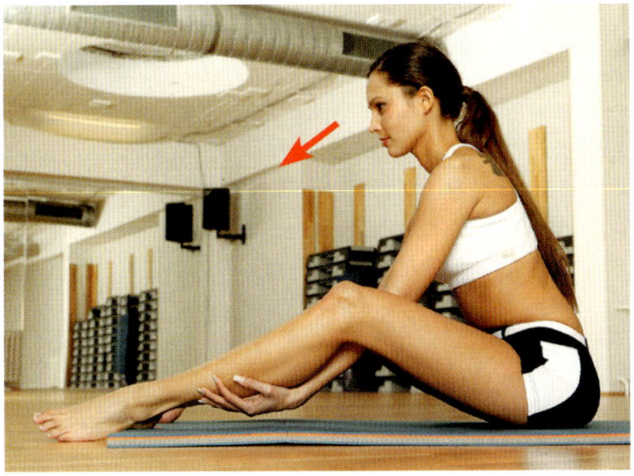

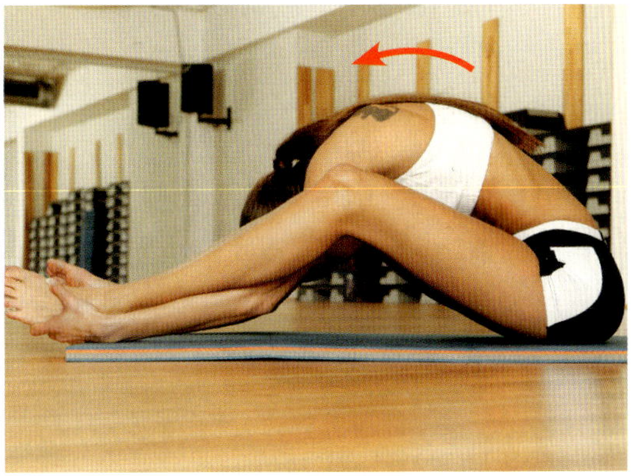

D 10: Oberkörper nach oben drücken

Diese Übung dehnt die Bauchmuskulatur. Trainierende mit Rückenproblemen sollten diese Übung nur nach Rücksprache mit ihrem Arzt ausführen.

Sie befinden sich in Bauchlage. Die Hände sind schulterbreit vor dem Kopf aufgesetzt und der Oberkörper ist abgelegt. Heben Sie den Oberkörper an, bis Sie einen leichten Dehnreiz in der Bauchmuskulatur spüren. Halten Sie diese Position, indem Sie sich auf die Unterarme stützen.

Fortgeschrittene heben den Oberkörper so weit an, dass sie dabei die Arme durchstrecken können.

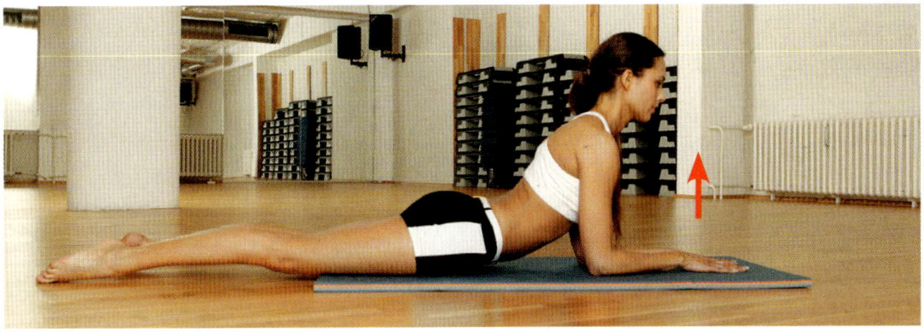

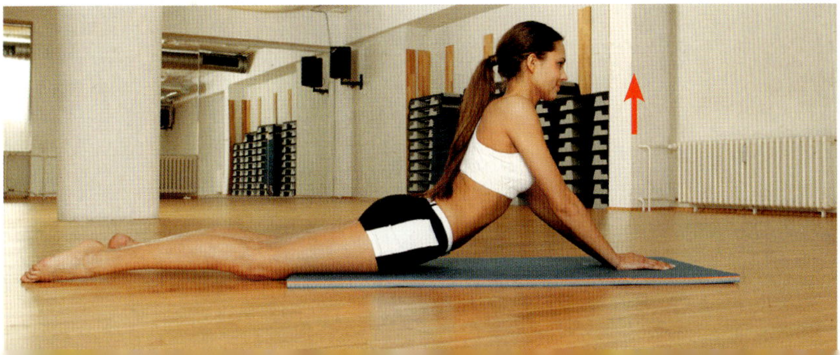

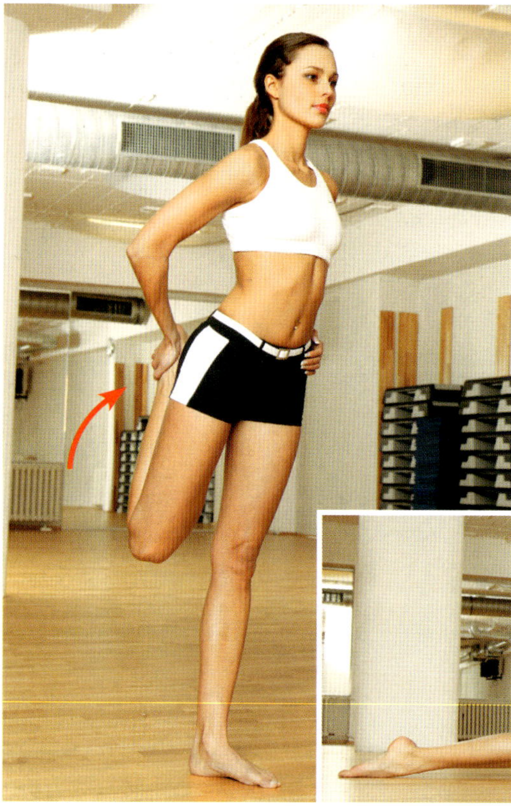

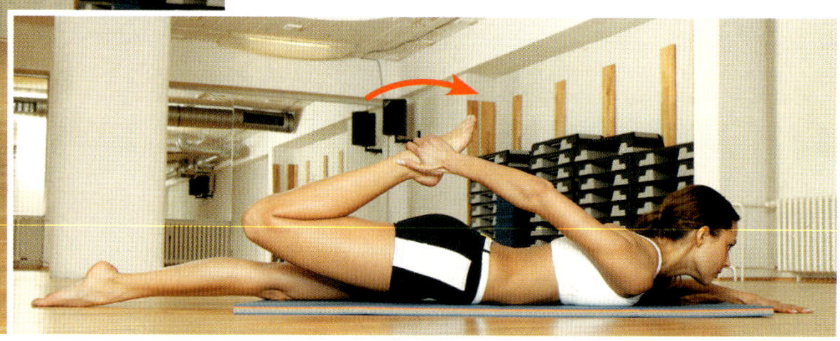

D 11: Unterschenkel anziehen

Diese Übung dehnt die Hüftbeuge- und die vordere Oberschenkelmuskulatur.

Sie befinden sich in Bauchlage. Bringen Sie ein Bein aus eigener Kraft so weit wie möglich zum Gesäß. Greifen Sie den Fuß und ziehen Sie ihn in Richtung Gesäß, bis Sie einen leichten Dehnreiz spüren. Drücken Sie dabei bewusst die Hüfte nach vorne.

Sie können die Übung auch im Stand ausführen. Dazu können Sie sich an einem Gegenstand abstützen, um das Gleichgewicht zu halten. Nach einigen Trainingswochen führen Sie dann die Übung ohne Abstützen aus und trainieren so auch Ihre Koordination.

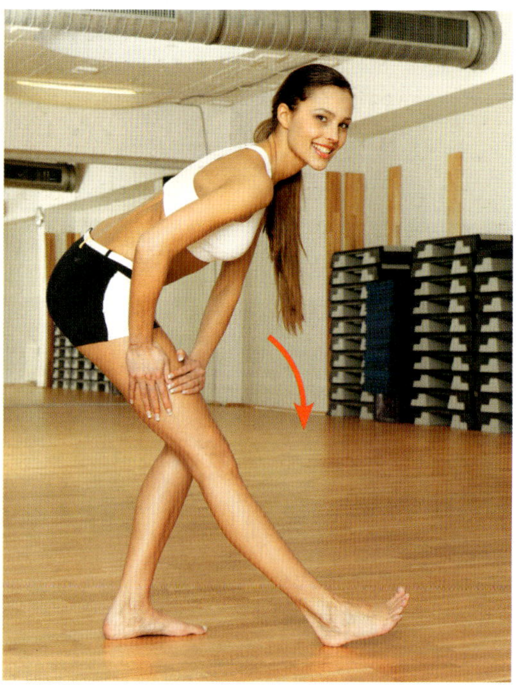

D 12: Oberkörper zu aufgelegtem Bein vorbeugen

Diese Übung dehnt die hintere Oberschenkel-, die Waden- und die Rückenmuskulatur.

Aus dem geraden Stand stellen Sie ein Bein etwas nach vorne und beugen das hintere Bein ein wenig. Schieben Sie nun die Hüfte nach vorne und bewegen Sie gleichzeitig den Oberkörper vor, bis Sie einen leichten Dehnreiz spüren.

D 13: Grätschstand

Diese Übung dehnt die innere und die hintere Oberschenkel- sowie die Wadenmuskulatur.
Aus dem aufrechten Stand spreizen Sie die Beine, bis Sie eine leichte Dehnspannung spüren. Achten Sie darauf, dass die Hüfte vorne bleibt und nicht nach hinten ausweicht.
Nachdem Sie sich in der ersten Position gedehnt haben, beugen Sie das linke Bein, bis Sie einen erneuten Reiz spüren. Verbleiben Sie in dieser Position und wiederholen Sie die Dehnmethode. Dann strecken Sie das linke Bein und führen die Übung zur anderen Seite aus. Anschließend können Sie beide Beine weiter nach außen bewegen, bis Sie einen erneuten Dehnreiz spüren, und die zuvor praktizierte Dehnmethode wiederholen.

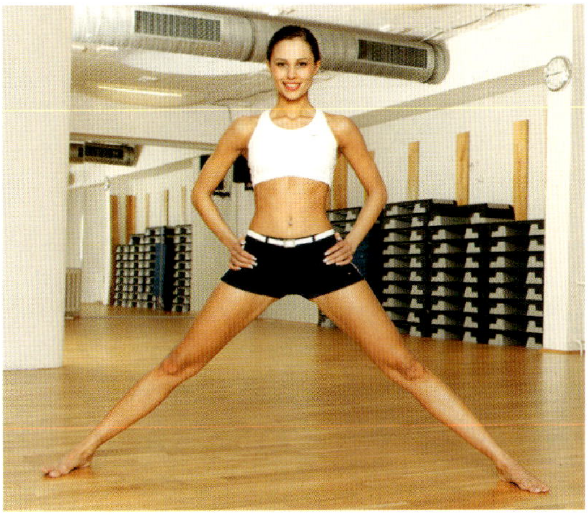

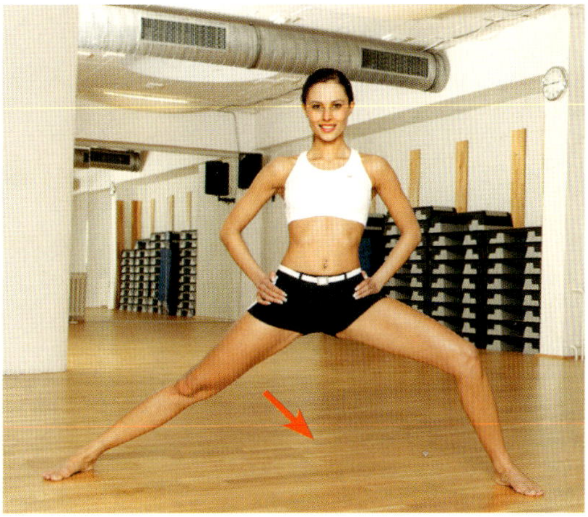

D 14: Körperdrehung im Sitz

Diese Übung dehnt die Gesäß-, die äußere Oberschenkel- und die Rückenmuskulatur.
Sie sitzen mit gestreckten Beinen und aufgerichtetem Oberkörper auf dem Boden. Stellen Sie das rechte Bein möglichst nah am Gesäß über das linke Bein. Der rechte Fuß ist nun aufgestellt und fast gerade nach vorne gerichtet. Entspannen Sie das rechte Bein und ziehen Sie es zum Körper, bis Sie einen leichten Dehnreiz spüren.
Nachdem Sie sich in der ersten Position gedehnt haben, legen Sie den linken Ellbogen an die Außenseite des rechten Knies und drehen Kopf und Oberkörper im Uhrzeigersinn, bis Sie einen erneuten Dehnreiz spüren. Das liegende Bein kann bei der Übung gebeugt werden, was eine intensivere Dehnung des Rückens ermöglicht.

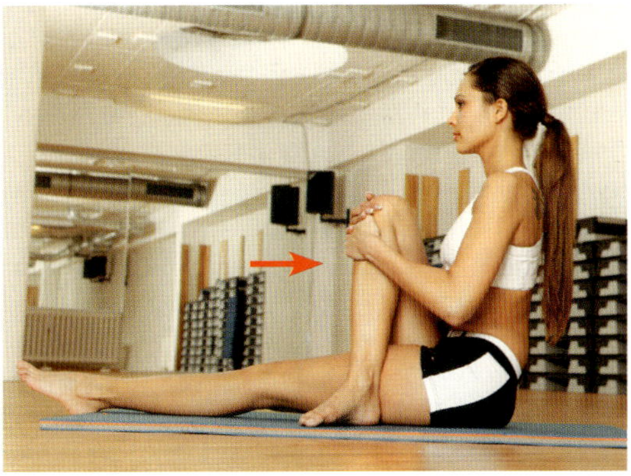

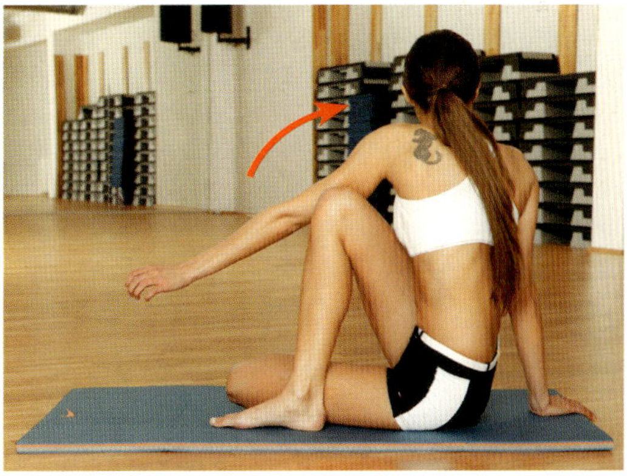

3. Die Trainingszyklen

Trainingszyklus „Sixpack“

Sie möchten Ihr Körperfett reduzieren und Ihre Bauchmuskulatur kräftigen, so dass auch Sie ein Sixpack präsentieren können? Das erreichen Sie, indem Sie regelmäßig Ausdauer- und Krafttraining machen, wobei Sie im Krafttraining Schwerpunkte bei der Rumpfmuskulatur setzen, ohne die anderen großen Muskelgruppen zu vernachlässigen. Ihre Kalorienaufnahme sollte etwas geringer sein als Ihr Kalorienverbrauch, zumindest aber angepasst. Ernähren Sie sich gesund mit magerem Fleisch, Fisch, Vollkornprodukten, Obst, frischem Gemüse und wichtigen Fetten. Außerdem ist es notwendig, während der Trainingsbelastung viel zu trinken.

Ernährungsrichtlinien

- Kalorienverbrauch etwas höher als Kalorienaufnahme!
- Hochwertige Kohlehydrate!
  Wählen Sie möglichst oft Vollkornprodukte.
- Eiweißanteil etwas erhöhen!
  Essen Sie mageres Fleisch, Hülsenfrüchte, Magerquark und Fisch.
- Gemäßigter Fettanteil!
  Auf hochwertige Fette wie einfach ungesättigte Fettsäuren und Omega-3-Fettsäuren achten.
- Hohe Flüssigkeitsaufnahme!
  Trinken Sie Mineralwasser, Apfelsaftschorle und Energiedrinks während der Belastung.

Trainingsgestaltung

Das Programm hat zum Ziel, Körperfett zu reduzieren und die Muskulatur zu kräftigen. Primär sind die Ausdauer und die Kraft zu trainieren. Aber auch das Training der Beweglichkeit darf nicht vernachlässigt werden, weshalb Sie sich vor und nach jedem Ausdauer- oder Krafttraining dehnen müssen.

Trainieren Sie nicht mit leerem Magen. Nehmen Sie genügend Kohlehydrate und Eiweiße zu sich. Am besten essen Sie eine Hauptmahlzeit ca. drei Stunden vor der Trainingsbelastung und etwa eine Stunde vor der Belastung noch einen kohlehydrathaltigen Snack wie eine Banane. So können Sie Ihr optimales Leistungsvermögen im Training abrufen. Wenn Sie eine intensive Krafttrainingseinheit ausführen, lohnt sich während der Belastung noch ein Fitness-Riegel. Generell empfiehlt es sich, während der Belastung viel zu trinken. Gut eignet sich Apfelsaftschorle im Mischverhältnis ein Drittel Apfelsaft und zwei Drittel Mineralwasser. Nach dem Training nehmen Sie kohlehydrat- und eiweißhaltige Nahrung ein, damit dem Körper die zur Regeneration benötigten Nährstoffe zur Verfügung stehen.

Trainingszyklus für 8 Wochen

In den **Wochen 1-2** erfolgen zwei Ausdauertrainingseinheiten. Zusätzlich werden zwei Einheiten des Rumpf-Workouts und eine Einheit des Ganzkörper-Workouts ausgeführt.

In den **Wochen 3-8** wird eine Einheit des Ganzkörper-Workouts ergänzt, um kontinuierlich die Muskelkraft des ganzen Körpers zu steigern.

	Tag 1	Tag 2	Tag 3	Tag 4	Tag 5	Tag 6	Tag 7
Woche 1	Kraft A	Ausdauer	Kraft C	Pause	Kraft A	Ausdauer	Pause
Woche 2	Kraft A	Ausdauer	Kraft C	Pause	Kraft A	Ausdauer	Pause
Woche 3	Kraft C	Kraft A	Ausdauer	Kraft C	Kraft A	Ausdauer	Pause
Woche 4	Kraft C	Kraft A	Ausdauer	Kraft C	Kraft A	Ausdauer	Pause
Woche 5	Kraft C	Kraft A	Ausdauer	Kraft C	Kraft A	Ausdauer	Pause
Woche 6	Kraft C	Kraft A	Ausdauer	Kraft C	Kraft A	Ausdauer	Pause
Woche 7	Kraft C	Kraft A	Ausdauer	Kraft C	Kraft A	Ausdauer	Pause
Woche 8	Kraft C	Kraft A	Ausdauer	Kraft C	Kraft A	Ausdauer	Pause

Kraft. An diesem Tag wird vorrangig die Kraft trainiert. Die Programme finden Sie auf den Seiten 97 und 99.
Ausdauer. Einsteiger trainieren mit gemäßigter Intensität; Fortgeschrittene können auch mit Intervallen trainieren. Als Ausdauersportart wählen Sie am besten Laufen, Walken, Radfahren oder Schwimmen.
Pause. An diesem Tag wird pausiert, um den Körper zu regenerieren.

Zu erwartende Ergebnisse

Wenn Sie regelmäßig trainieren und die Ernährungsempfehlungen berücksichtigen, werden Sie nach dem Trainingszyklus deutliche Veränderungen an Ihrer Figur feststellen. Sie können eine Körperfettreduktion von 3-5 Prozent (1,5-2,5 Prozent pro Monat) erreichen, wenn Sie gleichzeitig die Muskelmasse erhalten oder etwas erhöhen. Die Menge der Körperfettreduktion ist abhängig von der Ausgangssituation. Denn je weiter Sie sich 8-10 Prozent Körperfett annähern, desto schwieriger werden weitere Verringerungen. Sie sollten aber nicht weniger als 8 Prozent Körperfett erreichen, da dies aus gesundheitlicher Sicht nicht empfehlenswert ist.
Außerdem wird sich Ihre sportliche Leistungsfähigkeit verbessern. Sie werden Ausdauertrainingsstrecken als weniger belastend empfinden und diese schneller zurücklegen können. Im Krafttraining werden Sie mehr Wiederholungen und größere Gewichte bewältigen. Wie ausgeprägt die Trainingseffekte sind, hängt von Ihrer Veranlagung, körperlichen Verfassung zu Trainingsbeginn, Regenerationsgestaltung und Ernährung ab.

Aufbau eines neuen Trainingszyklus

Legen Sie im Anschluss an die Trainingsperiode einen neuen Zyklus über 6-12 Wochen fest. Sie können die Trainingshäufigkeit beibehalten, im Kraftprogramm Übungen austauschen und die Ausdauerstrecken variieren. Sie können sich auch völlig andere Programme zusammenstellen oder den Zyklus „Muskelaufbau" ausführen. Gleich wie Sie trainieren, Sie müssen Änderungen an Ihrem Trainingsprogramm machen, damit dem Körper neue Anforderungen gestellt werden und er sein Leistungsniveau verbessern kann. Für den neuen Trainingszyklus sollten Sie versuchen, den mit dem Trainingszyklus „Sixpack" erreichten Körperfettanteil zu halten, bevor Sie beginnen, eine weitere Körperfettreduktion vorzunehmen. Ansonsten werden sich nur geringe Veränderungen einstellen.

Trainingszyklus „Sixpack intensiv“

Sie möchten Ihr Körperfett deutlich reduzieren, um möglichst schnell ein Sixpack zu präsentieren? Dieses Ziel verwirklichen Sie, wenn Sie Ihren Energieverbrauch deutlich steigern, die Energieaufnahme reduzieren und die Bauchmuskulatur intensiv trainieren. Sie müssen regelmäßig Ausdauer- und Krafttraining machen und dabei weniger Kalorien aufnehmen als Sie verbrauchen. Um keine wertvolle Muskelmasse zu verlieren, müssen Sie den Eiweißanteil in Ihrer Ernährung erhöhen und den Kohlehydratanteil entsprechend verringern. Achten Sie auf eine fettarme Ernährung, aber vernachlässigen Sie die hochwertigen Fette nicht. Außerdem ist es wichtig, viel zu trinken.

Ernährungsrichtlinien

- Geringere Kalorienaufnahme als Kalorienverbrauch!
- Kohlehydratanteil reduzieren!
  Achten Sie auf einen niedrigen glykämischen Index der Produkte und wählen Sie möglichst oft Vollkornprodukte.
- Eiweißanteil erhöhen!
  Bevorzugte Nahrungsmittel Putenbrust, Magerquark, Handkäse, Eiweiß-Shakes, Hülsenfrüchte (Erbsen und Bohnen) und Fisch.
- Fettanteil reduzieren!
  Auf hochwertige Fette dürfen Sie aber nicht verzichten.
- Hohe Flüssigkeitsaufnahme!
  Trinken Sie viel Mineralwasser.

Trainingsgestaltung

Dieses Programm hat zum Ziel, den Körperfettanteil deutlich zu reduzieren, ohne die vorhandene Muskelmasse abzubauen. Dazu nehmen Sie 2-3 Stunden vor dem Training ein eiweißhaltiges Nahrungsmittel auf, z. B. ein Eiweiß-Shake, und 1-2 Stunden vor dem Training ein kohlehydrathaltiges Nahrungsmittel, z. B. eine Banane. Das ist insbesondere vor dem Krafttraining notwendig. Nach dem Training essen Sie kohlehydrat- und eiweißhaltige Nahrungsmittel, wobei die Kohlehydratmenge nicht zu hoch sein darf, damit der Trainingseffekt an verbrannter Energie nicht verpufft. Ganz dürfen Sie auf Kohlehydrate nicht verzichten, da ansonsten das Muskeleiweiß verbraucht wird.

Trainingszyklus für 6 Wochen

In den **Wochen 1-2** erfolgt eine Ernährungsumstellung, wobei der Eiweißanteil erhöht und die Menge der Kohlehydrate deutlich reduziert wird. Mit zwei Einheiten Ausdauertraining und vier Einheiten Krafttraining werden hohe Kalorienzahlen verbrannt.

In den **Wochen 3-6** wird der Körper mit zusätzlichen Trainingseinheiten gefordert und somit der Kalorienverbrauch gesteigert. Das Programm „Kraft A“ kann direkt nach dem Ausdauertraining oder einige Stunden später ausgeführt werden.

	Tag 1	Tag 2	Tag 3	Tag 4	Tag 5	Tag 6	Tag 7
Woche 1	Ausdauer	Kraft C	Kraft A	Ausdauer	Kraft C	Kraft B	Pause
Woche 2	Ausdauer	Kraft C	Kraft A	Ausdauer	Kraft C	Kraft B	Pause
Woche 3	Ausdauer + Kraft A	Kraft C	Kraft B	Ausdauer	Kraft C	Ausdauer + Kraft B	Pause
Woche 4	Ausdauer + Kraft A	Kraft C	Kraft B	Ausdauer	Kraft C	Ausdauer + Kraft B	Pause
Woche 5	Ausdauer + Kraft A	Kraft C	Kraft B	Ausdauer	Kraft C	Ausdauer + Kraft B	Pause
Woche 6	Ausdauer + Kraft A	Kraft C	Kraft B	Ausdauer	Kraft C	Ausdauer + Kraft B	Pause

Kraft. An diesem Tag wird vorrangig die Kraft trainiert. Die Programme finden Sie auf den Seiten 97-99.
Ausdauer. Einsteiger trainieren mit gemäßigter Intensität; Fortgeschrittene können auch mit Intervallen trainieren. Als Ausdauersportart wählen Sie am besten Laufen, Walken, Radfahren oder Schwimmen.
Pause. An diesem Tag wird pausiert, um den Körper zu regenerieren.

Zu erwartende Ergebnisse

Wie hoch der reduzierte Körperfettanteil nach Abschluss des Trainingszyklus ist, hängt davon ab, wie gut es Ihnen gelingt, die für Sie geeignete Ernährung zusammenzustellen. Auch Ihr Körperfettanteil zu Beginn des Trainingszyklus ist entscheidend, denn umso höher der Körperfettanteil ist, desto einfacher lässt er sich verringern. Wenn Sie beispielsweise einen Körperfettanteil von 18 Prozent haben, ist es mit diesem 6-Wochen-Programm möglich, zirka drei Prozent Körperfettanteil zu reduzieren.
Grundsätzlich lässt sich sagen, umso weniger Kohlehydrate und gesättigte Fette Sie essen, desto mehr Körperfett werden Sie mit dem Training abnehmen. Ist die Kohlehydratmenge aber sehr gering, dann verlieren Sie auch Muskelmasse. Das für Sie optimale Maß müssen Sie selbst durch Ausprobieren herausfinden, da jeder Mensch andere Veranlagungen und Voraussetzungen mitbringt. Außerdem ist die optimale Ernährung von Ihrer Trainingsintensität abhängig.

Aufbau eines neuen Trainingszyklus

Legen Sie sich im Anschluss an die Trainingsperiode einen neuen Zyklus über 6-12 Wochen fest. Sie können die Trainingshäufigkeit etwas reduzieren, Kräftigungsübungen austauschen und die Ausdauerstrecken variieren. Sie können sich auch neue Programme zusammenstellen oder den Zyklus „Muskelaufbau“ ausführen. Gleich wie Sie trainieren, Sie müssen Änderungen an Ihrem Trainingsprogramm machen, damit dem Körper andere Anforderungen gestellt werden und er sein Leistungsniveau verbessern kann. Halten Sie im neuen Trainingszyklus den mit dem Trainingszyklus „Sixpack intensiv“ erreichten Körperfettanteil, bevor Sie versuchen, eine weitere Körperfettreduktion vorzunehmen. Ansonsten werden sich nur geringe Veränderungen einstellen.

Trainingszyklus „Muskelaufbau“

Sie möchten Ihre Muskelmasse, insbesondere die der Bauchmuskulatur, umfangreich vergrößern? Dazu ist ein konsequentes Muskelaufbau-Training notwendig, wobei die Eiweißmenge deutlich und die Kohlehydratmenge etwas erhöht werden. Damit Sie nicht auch Ihren Körperfettanteil steigern, müssen Sie auf eine fettarme Ernährung achten.

Ernährungsrichtlinien

- Erhöhte Kalorienaufnahme in der Aufbauphase!
- Kohlehydratmenge etwas erhöhen!
  Geeignete Nahrungsmittel, z. B. Nudeln, Reis und Fitnessriegel.
- Eiweißmenge erhöhen!
  Bevorzugte Nahrungsmittel Eiweiß-Shakes, Eiweiß-Riegel, Fisch, mageres Fleisch, Magerquark, Hülsenfrüchte und Handkäse.
- Fettanteil reduzieren!
  Auf hochwertige Fette dürfen Sie aber nicht verzichten.
- Hohe Flüssigkeitsaufnahne!
  Trinken Sie Mineralwasser, Apelsaftschorle und Energiedrinks während der Belastung.
- Die Einnahme von Aminosäure- und Creatin-Produkten ist möglich, aber für den Erfolg des Muskelaufbau-Training nicht zwingend erforderlich.

Trainingsgestaltung

Dieses Programm hat zum Ziel, die Muskelmasse deutlich zu vergrößern, ohne dabei den Körperfettanteil zu steigern. Dazu essen Sie 2-3 Stunden vor dem Training eiweißhaltige Nahrungsmittel, z. B. einen Eiweiß-Shake mit Haferflocken, und 1-2 Stunden vor dem Training ein kohlehydrathaltiges Nahrungsmittel, z. B. einen Fitness-Riegel. Während des Trainings müssen Sie viel trinken. Auch empfiehlt sich die Einnahme eines Eiweiß-Riegels. Im Anschluss an das Training müssen Sie die entleerten Kohlehydratspeicher wieder auffüllen. Achten Sie auch auf eine weitere Eiweißversorgung. Sie müssen am Trainingstag, ebenso wie an den Regenerationstagen, zahlreiche eiweißhaltige Nahrungsmittel essen, so dass der Körper genügend Eiweiß für den Muskelaufbau erhält.

Trainingszyklus für 12 Wochen

In den **Wochen 1-4** werden zwei Einheiten des Ganzkörper-Programms D und eine Einheit des Bauchprogramms A ausgeführt. Außerdem werden zwei Ausdauereinheiten absolviert.
In den **Wochen 5-12** wird das Krafttraining intensiviert und dazu auf eine Ausdauereinheit verzichtet.

Kraft. An diesem Tag wird vorrangig die Kraft trainiert. Die Programme finden Sie auf den Seiten 97-100.
Ausdauer. Einsteiger trainieren mit gemäßigter Intensität; Fortgeschrittene können auch mit Intervallen trainieren. Als Ausdauersportart wählen Sie am besten Laufen, Walken, Radfahren oder Schwimmen.
Pause. An diesem Tag wird pausiert, um den Körper zu regenerieren.

	Tag 1	Tag 2	Tag 3	Tag 4	Tag 5	Tag 6	Tag 7
Woche 1	Kraft D	Ausdauer	Kraft A	Pause	Kraft D	Ausdauer	Pause
Woche 2	Kraft D	Ausdauer	Kraft A	Pause	Kraft D	Ausdauer	Pause
Woche 3	Kraft D	Ausdauer	Kraft A	Pause	Kraft D	Ausdauer	Pause
Woche 4	Kraft D	Ausdauer	Kraft A	Pause	Kraft D	Ausdauer	Pause
Woche 5	Kraft D	Pause	Kraft C	Kraft B	Pause	Kraft D	Ausdauer
Woche 6	Kraft D	Pause	Kraft C	Kraft B	Pause	Kraft D	Ausdauer
Woche 7	Kraft D	Pause	Kraft C	Kraft B	Pause	Kraft D	Ausdauer
Woche 8	Kraft D	Pause	Kraft C	Kraft B	Pause	Kraft D	Ausdauer
Woche 9	Kraft D	Pause	Kraft C	Kraft B	Pause	Kraft D	Ausdauer
Woche 10	Kraft D	Pause	Kraft C	Kraft B	Pause	Kraft D	Ausdauer
Woche 11	Kraft D	Pause	Kraft C	Kraft B	Pause	Kraft D	Ausdauer
Woche 12	Kraft D	Pause	Kraft C	Kraft B	Pause	Kraft D	Ausdauer

Zu erwartende Ergebnisse

Sie werden nach dem Trainingszyklus deutliche Veränderungen an Ihren Körperproportionen feststellen, vorausgesetzt Sie steigern kontinuierlich die Wiederholungszahlen und die Gewichte/Intensitäten. Wie umfangreich das Muskelwachstum angeregt wird, hängt von der Veranlagung, der körperlichen Verfassung zu Trainingsbeginn, der Ernährung und der Regenerationsgestaltung ab. Ein männlicher Trainingseinsteiger kann beispielsweise innerhalb von 12 Wochen einen Wachstum der Brustmuskulatur von 2-5 cm erreichen und einen Wachstum der Oberarmmuskulatur von 1-2,5 cm. Die Mittelwerte sind dabei am wahrscheinlichsten.

Beachten Sie, dass ein Muskelwachstum nur mit erhöhter Nahrungsaufnahme erfolgen kann. Dazu muss auf eine große Eiweißmenge geachtet werden. Empfohlen wird etwa 2 Gramm pro Kilo Körpergewicht, für fortgeschrittene Bodybuilder sogar bis zu 4 g. Eine exakte Protokollierung der Nahrungsmenge ist aber sehr aufwendig und deshalb nur für Bodybuilder im fortgeschrittenen Trainingsstadium sinnvoll. Achten Sie darauf, dass Sie bewusst mehr Eiweiß als zuvor zu sich nehmen, dann sollten die Empfehlungen erfüllt sein. Wählen Sie fettarme Produkte, da Sie ansonsten nicht nur das Muskelwachstum anregen, sondern auch den Körperfettanteil erhöhen.

Aufbau eines neuen Trainingszyklus

Nach dem 12-Wochen-Programm legen Sie einen neuen Trainingszyklus über 6-12 Wochen fest. Sie können im Kraftprogramm Übungen austauschen und die Ausdauerstrecken variieren. Sie können sich auch neue Trainingszyklen zusammenstellen. Nutzen Sie bei der Trainingsplanung die in Ihrem Trainingsbuch gesammelten Erkenntnisse über die Reaktionen Ihres Körpers. Leistungssteigerungen werden umso schwieriger, je größer das erreichte Leistungsniveau ist. Deshalb sind die Informationen im Trainingsbuch grundlegend, um den Körper besser zu verstehen und somit besser trainieren zu können.

4. Dehn- und Kräftigungsprogramme

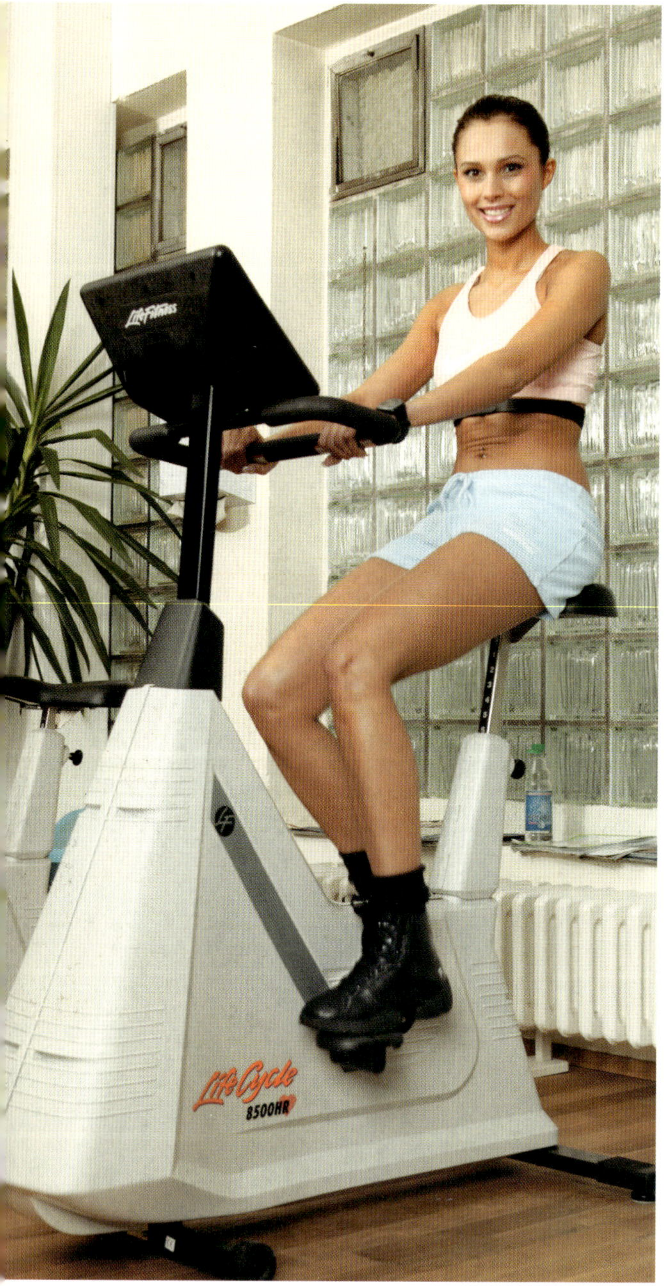

Der Fahrradergometer ist eine gute Möglichkeit, um sich auf- und abzuwärmen.

Jede Trainingseinheit beginnt mit der Aufwärmphase. Führen Sie eine Aufwärmübung für 5-10 Minuten mit gleichmäßiger Geschwindigkeit aus. Im Fitness-Studio können Sie beispielsweise einen Fahrradergometer benutzen. Beim Training zuhause bietet es sich an, auf der Stelle zu gehen oder zu laufen. Danach dehnen Sie Ihre Muskulatur; am besten führen Sie ein Ganzkörperprogramm aus (siehe S. 95). Sie können aber auch die Dehnzeit verkürzen, indem Sie nur die Muskelgruppen dehnen, die vorrangig im Hauptteil des Trainings beansprucht werden.
Dann beginnen Sie die Hauptphase des Trainings. In den folgenden Kräftigungs-Workouts bekommen Sie die auszuführenden Übungen vorgestellt. Einsteiger führen für jede Übung zwei Sätze aus; Fortgeschrittene drei Sätze.
Beenden Sie jedes Training mit der Abwärmphase. Führen Sie ca. fünf Minuten eine Abwärmübung mit sehr geringer Intensität aus. Dann dehnen Sie noch einmal die im Trainingshauptteil vorrangig beanspruchten Muskelgruppen (siehe S. 76-78).

Zu den Kräftigungsprogrammen

Die Programme sind so zusammengestellt, dass Sie diese zuhause und im Fitness-Studio ausführen können. Es sind Übungen enthalten, die mit Körpergewicht und Kleingeräten ausgeführt werden.
Abhängig von Ihrem Leistungsstand und Ihren Trainingszielen finden Sie bei den Programmen Angaben zur Wiederholungszahl und zur auszuführenden Satzzahl.

Dehnprogramm A: Ganzkörper

Führen Sie jede Dehnübung des Ganzkörper-Programms einmal aus, bei deutlich verspannter Muskulatur zweimal. Dehnen Sie immer die linke und die rechte Körperseite.

D 1: Kopf zur Seite neigen, D 2: Gestreckten Arm dehnen, D 3: Arme und Oberkörper strecken, D 5: Schulterblätter greifen, D 6: Hände greifen einander hinter dem Kopf, D 11: Unterschenkel anziehen, D 12: Oberkörper zu aufgelegtem Bein vorbeugen, D 13: Grätschstand, D 14: Körperdrehung im Sitz

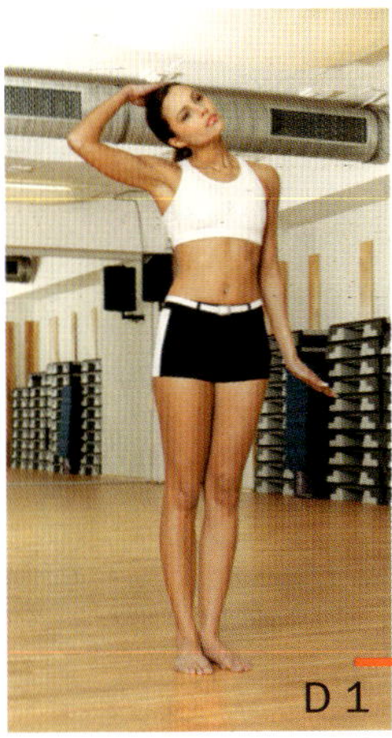
D 1

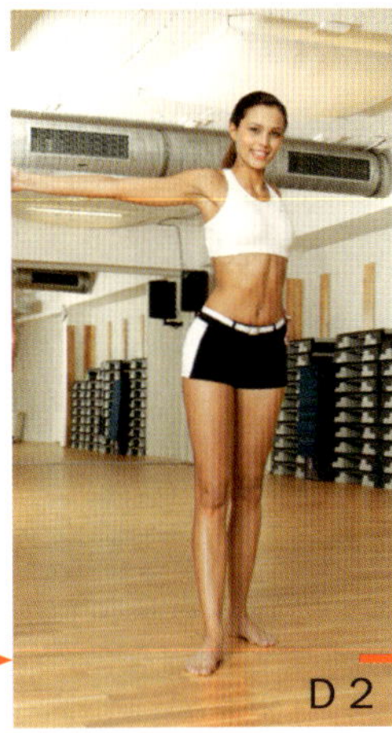
D 2

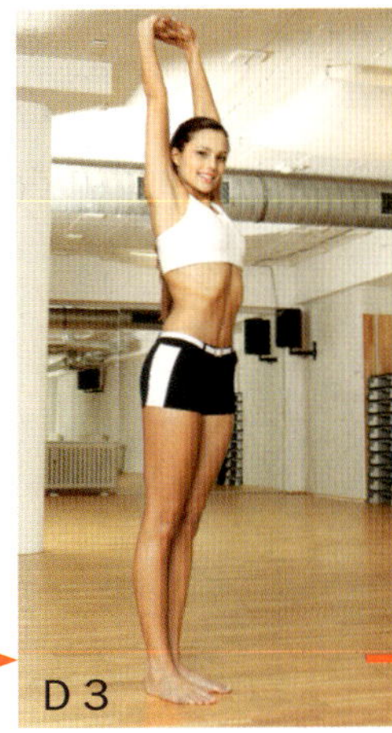
D 3

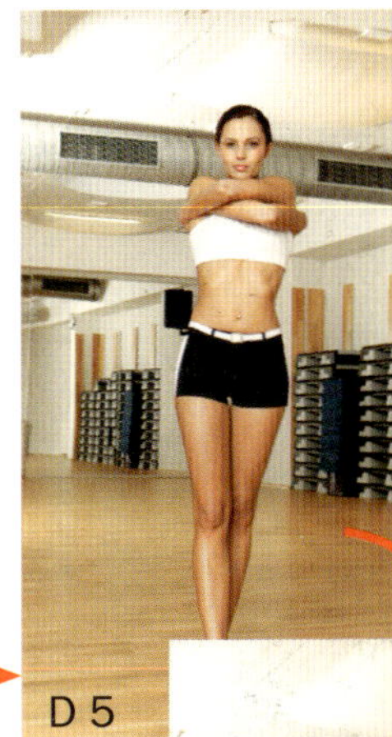
D 5

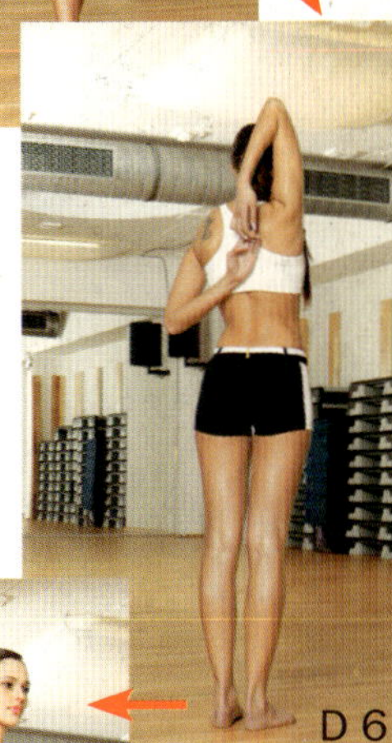
D 6

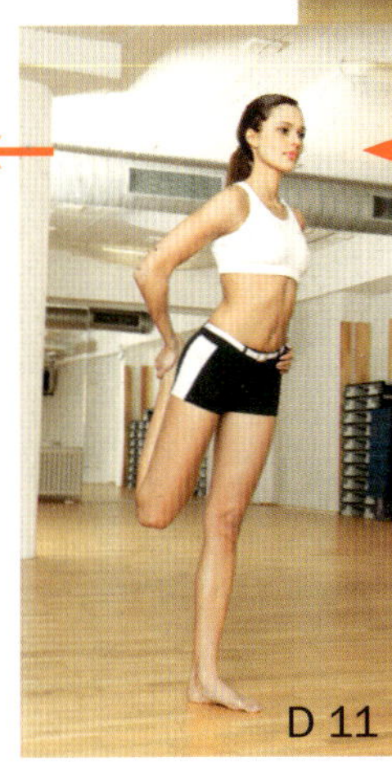
D 11

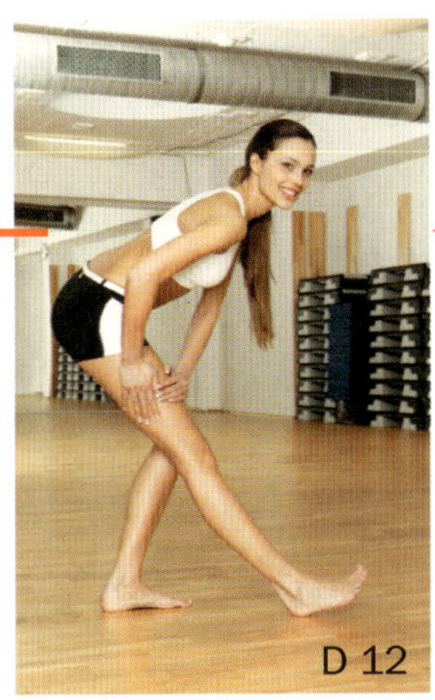
D 12

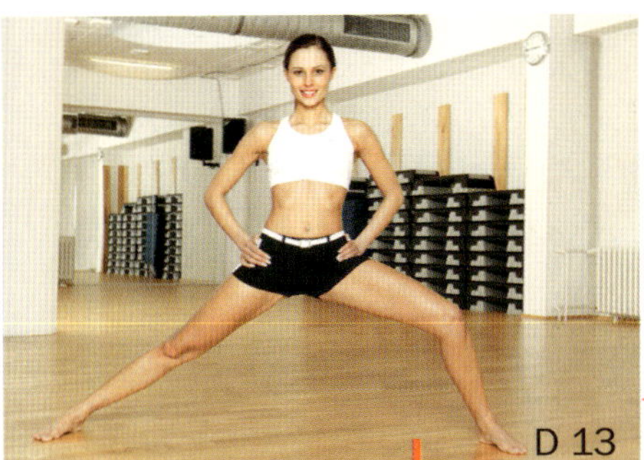
D 13

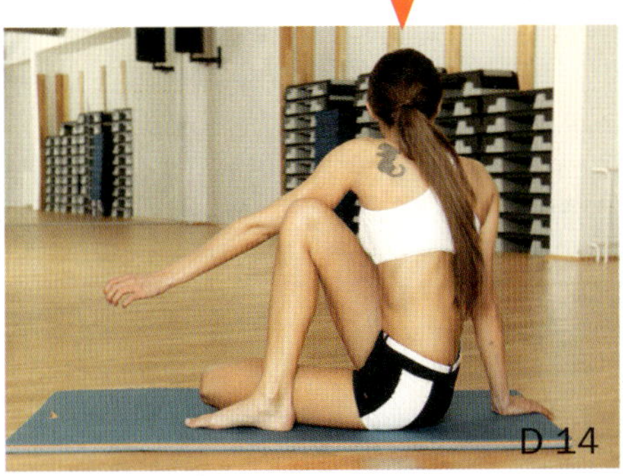
D 14

Dehnprogramm B: Rumpf

Führen Sie jede Dehnübung des Rumpf-Programms einmal aus, bei deutlich verspannter Muskulatur zweimal. Dehnen Sie immer die linke und die rechte Körperseite.

D 7: Arme und Beine in Rückenlage strecken; D 10: Oberkörper nach oben drücken; D 8: In Rückenlage gebeugte Beine zur Seite legen; D 9: Oberkörper vorziehen.

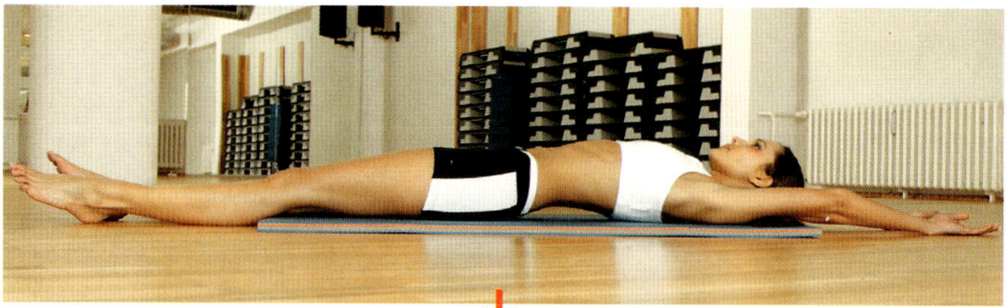

D 7

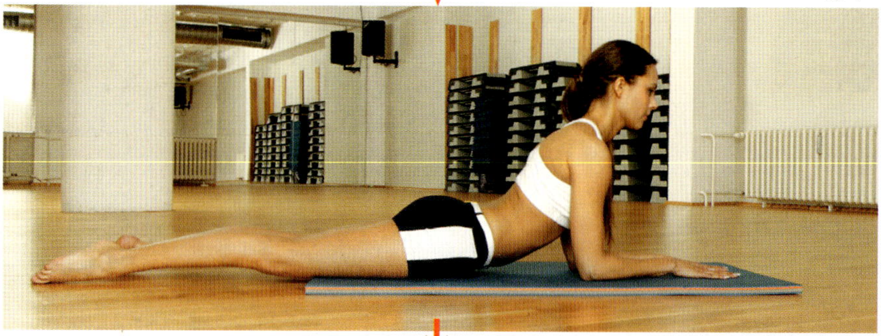

D 10

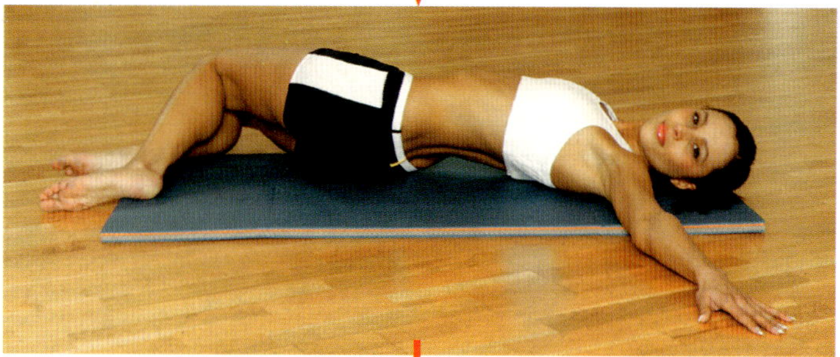

D 8

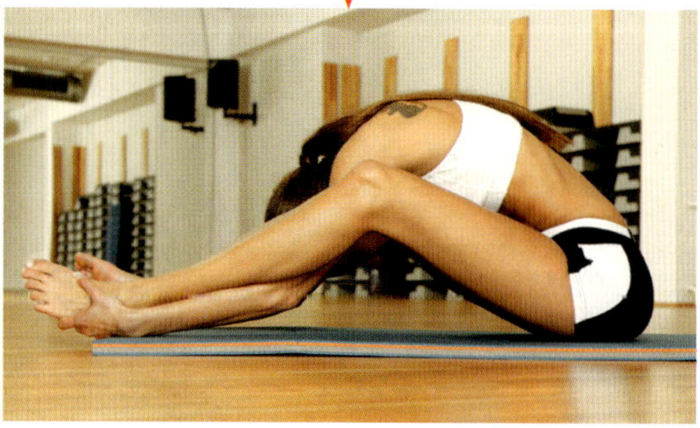

D 9

Kräftigungsprogramm A: Bauch

Aufwärmübung und Dehnen (Dehnprogramm B: Rumpf, S. 96)
1. K 1: Crunch oder K 6: Crunch auf Bank
2. K 7: Becken anheben oder K 10: Bauchtrainer im Sitz
3. K 9: Seitstütz oder K 11: Seitneigen auf Bank
4. K 12: Arme und Beine anheben oder K 14: Rückenstrecker im Liegen
Abwärmübung und Dehnen

Einsteiger	2 Sätze	15-20 Wdh. je Satz
		Statische Übung K 12: 30-40 Sek. halten je Satz
Fortgeschrittene	3 Sätze	8-12 Wdh. oder 15-20 Wdh. je Satz
		Statische Übung K 12: 50-60 Sek. halten je Satz

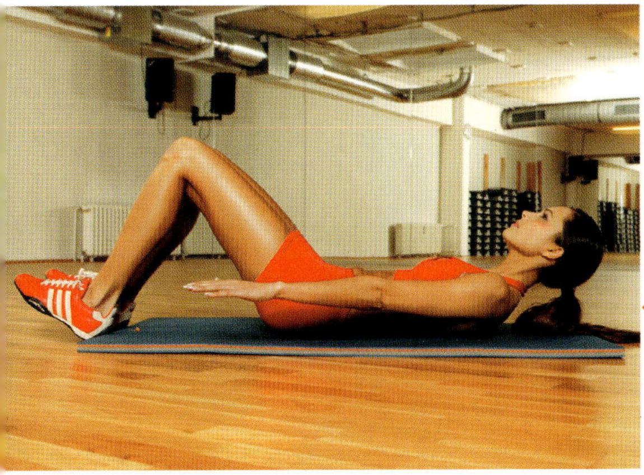

K 1

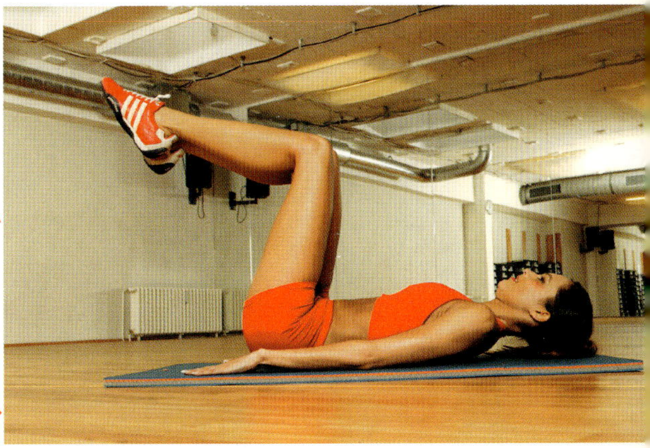

K 9

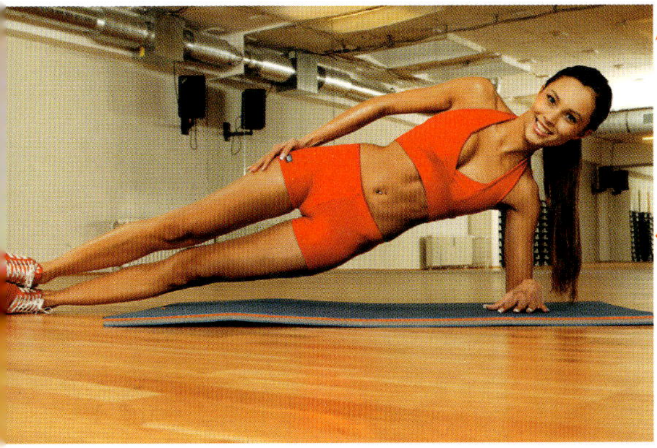

K 7

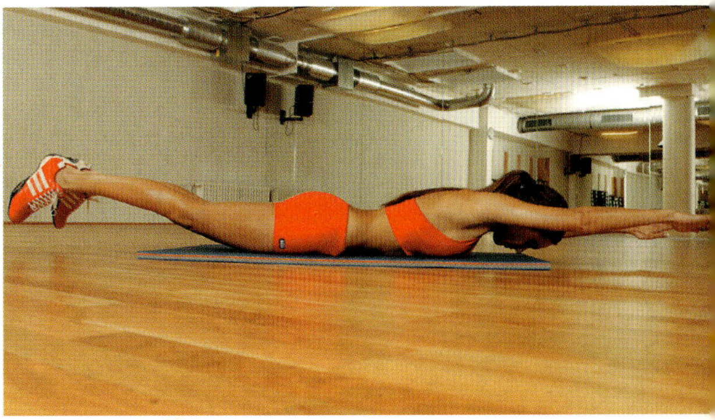

K 12

Kräftigungsprogramm B: Bauch intensiv

Aufwärmübung und Dehnen (Dehnprogramm B: Rumpf, S. 96)	
1. K 4:	Käfer oder K 3: Seitlicher Crunch mit diagonalem Kniekontakt
2. K 5:	Reverse Crunch oder K 6: Crunch auf Bank
3. K 9:	Seitstütz oder K 11: Seitneigen auf Bank
4. K 8:	Unterarmstütz
5. K 13:	Oberkörper vorbeugen oder K 14: Rückenstrecker im Liegen
Abwärmübung und Dehnen	

Einsteiger	2 Sätze	15-20 Wdh. je Satz
		Statische Übung K 8: 20-30 Sek. halten je Satz
Fortgeschrittene	3 Sätze	8-12 Wdh. oder 15-20 Wdh. je Satz
		Statische Übung K 8: 30-60 Sek. halten je Satz

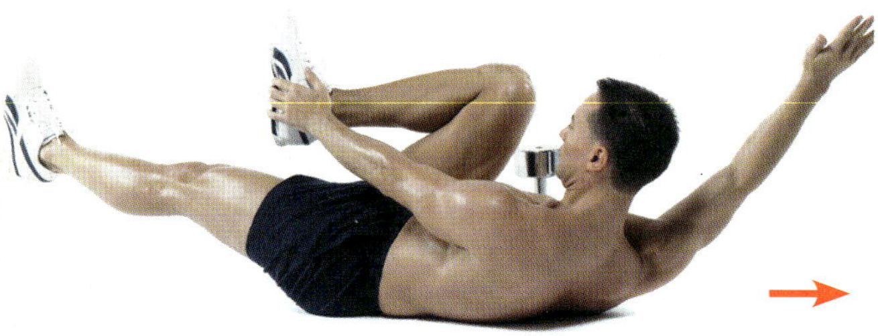

K 4

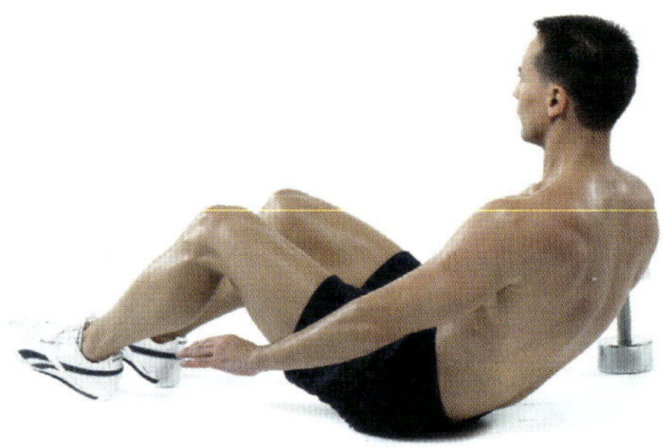

K 5

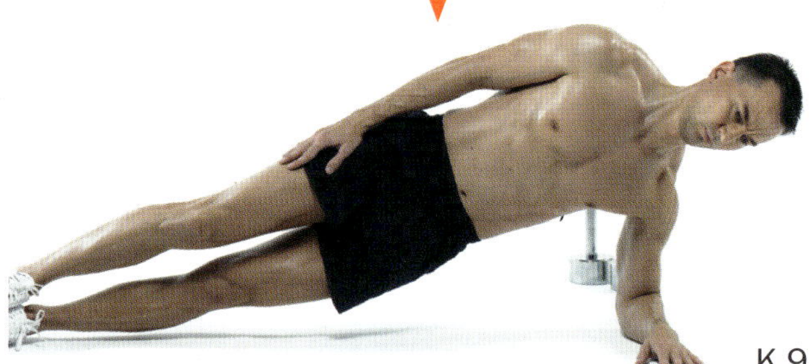

K 9

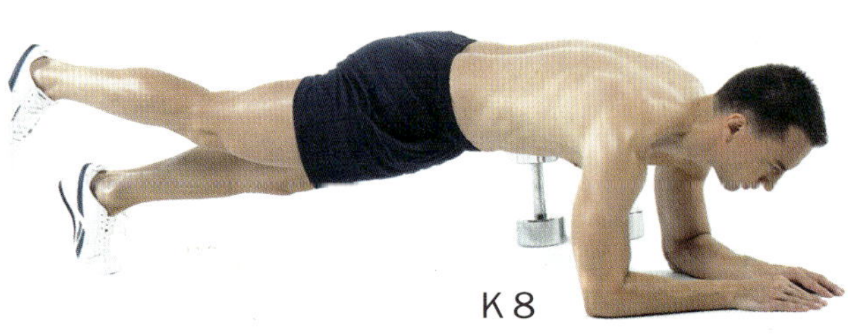

K 8

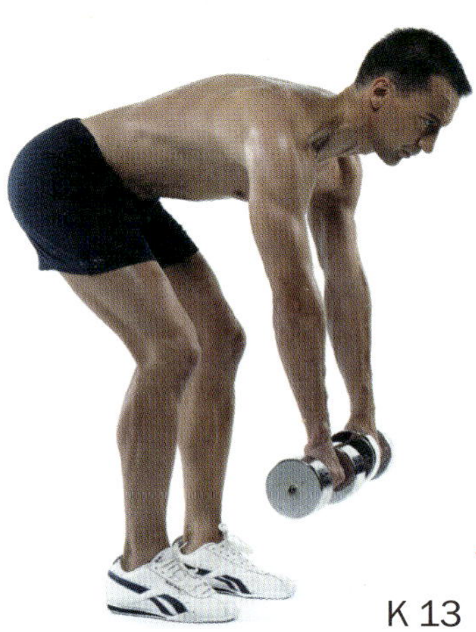

K 13

Kräftigungsprogramm C: Ganzkörper ohne Bauch

Aufwärmübung und Dehnen (Dehnprogramm A: Ganzkörper, S. 95)
1. K 16: Liegestütze oder K 17: Flys im Liegen
2. K 19: Rudern einarmig
3. K 18: Nackendrücken
4. K 20: Bizepscurl
5. K 21: Armstrecken
6. K 22: Beidbeinige Kniebeuge oder K 23: Kniebeuge im Ausfallschritt
7. K 24: Beckenlift auf Fersen
Abwärmübung und Dehnen

Einsteiger	2 Sätze	15-20 Wdh. je Satz
Fortgeschrittene	3 Sätze	8-12 Wdh. oder 15-20 Wdh. je Satz

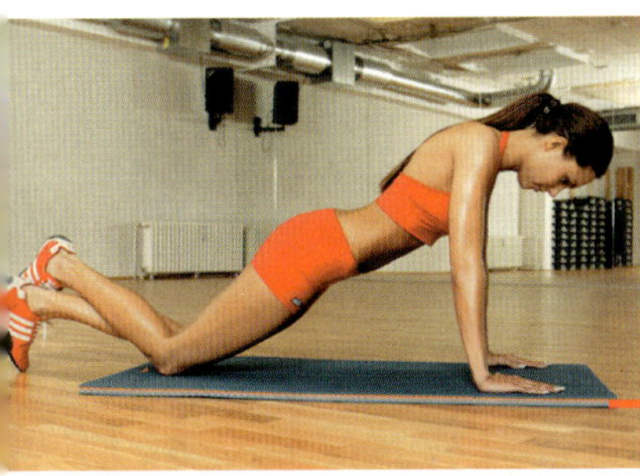

K 16

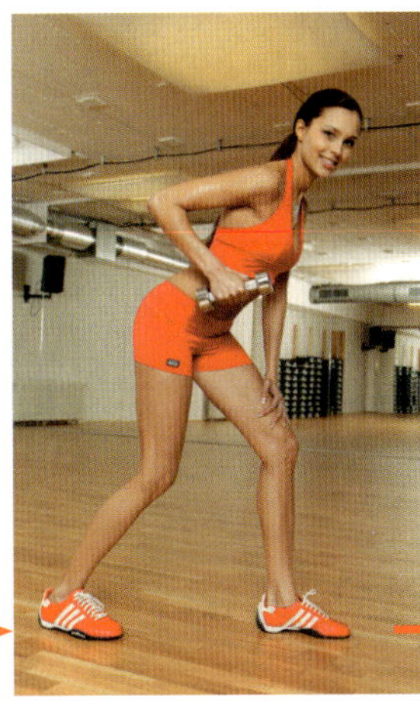

K 19

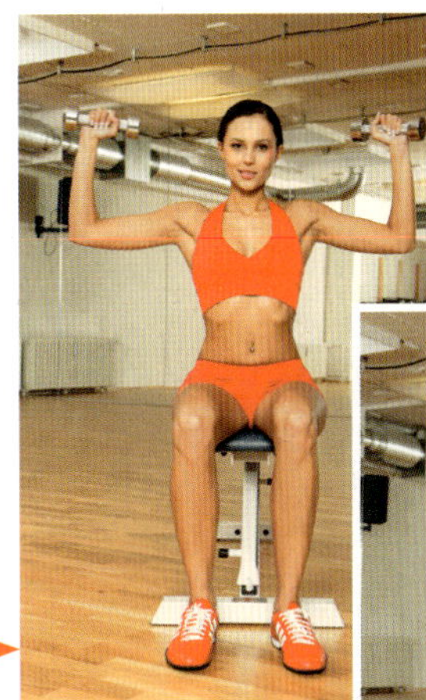

K 18

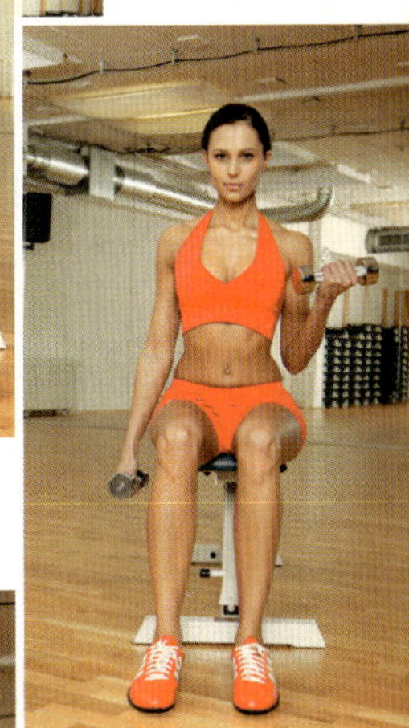

K 20

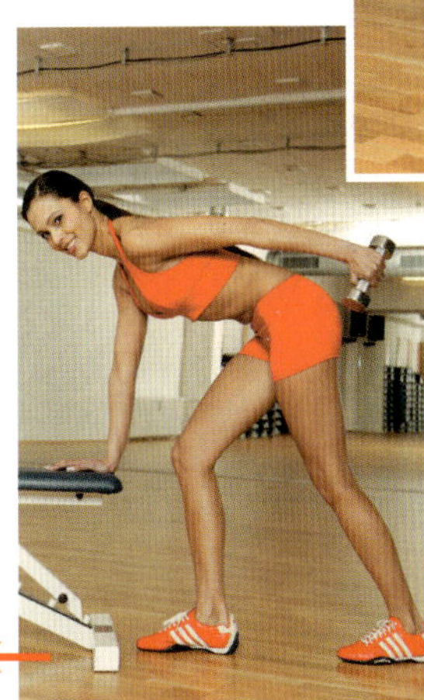

K 21

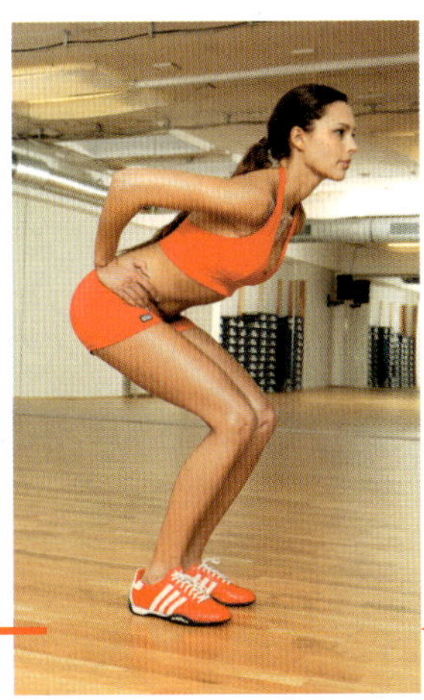

K 22

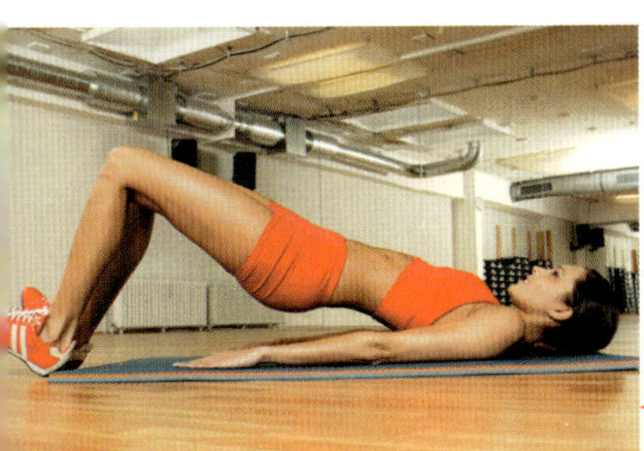

K 24

Kräftigungsprogramm D: Ganzkörper mit Bauch

Aufwärmübung und Dehnen (Dehnprogramm A: Ganzkörper, S. 95)
1. K 17: Flys im Liegen oder K 16: Liegestütze
2. K 19: Rudern einarmig
3. K 18: Nackendrücken
4. K 20: Bizepscurl
5. K 21: Armstrecken
6. K 23: Kniebeuge im Ausfallschritt oder K 22: Beidbeinige Kniebeuge
7. K 1: Crunch oder K 2: Seitlicher Crunch oder K 10: Bauchtrainer im Sitz
8. K 12: Arme und Beine anheben oder K 15: Rückenstrecker im Sitz
Abwärmübung und Dehnen

Einsteiger	2 Sätze	15-20 Wdh. je Satz
		Statische Übung K 12: 30-40 Sek. halten je Satz
Fortgeschrittene	3 Sätze	8-12 Wdh. oder 15-20 Wdh. je Satz
		Statische Übung K 12: 50-60 Sek. halten je Satz

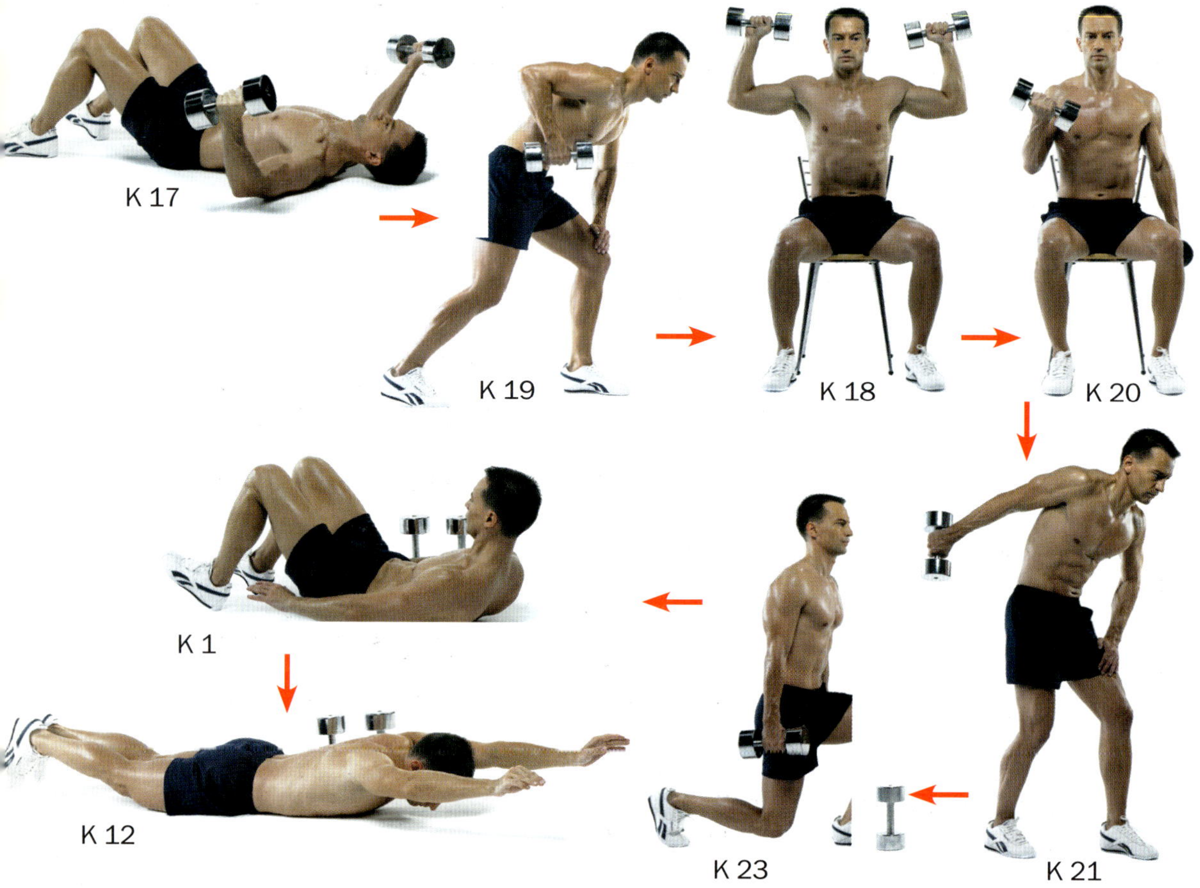

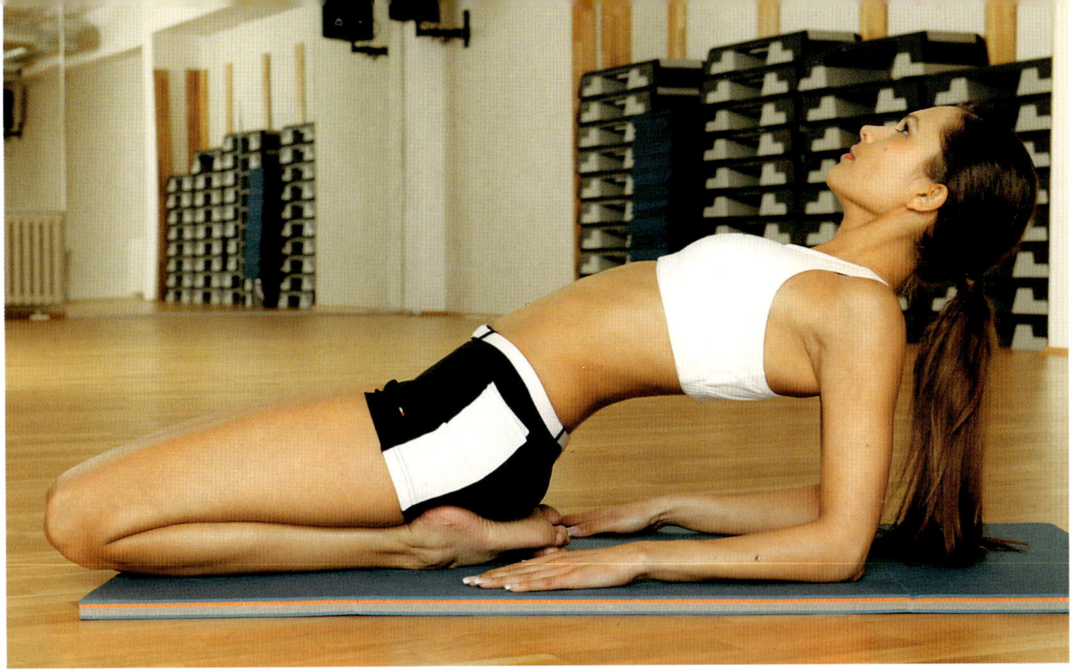

Literaturverzeichnis

Anderson, B.: Stretching. Dehnübungen, die den Körper geschmeidig und gesund erhalten, München 1996.
Boeckh-Behrens, W.-U. / Buskies, W.: Fitness-Krafttraining. Die besten Übungen und Methoden für Sport und Gesundheit, 3. Aufl., Reinbek bei Hamburg 2001.
Burger, D.: Effektiv zum schlanken Bauch, Reinbek bei Hamburg 2003.
Delp, C.: Das große Fitnessbuch, Stuttgart 2006.
Delp, C.: Kickboxen basics, Stuttgart 2006.
Delp, C.: Best Stretching. Dehn-Übungen für alle Sportarten, Stuttgart 2005.
Delp, C.: Fitness für Kampfsportler, Stuttgart 2005.
Delp, C.: Fitness für Männer, Stuttgart 2005.
Delp, C.: Perfektes Hanteltraining, Stuttgart 2005.
Delp, C.: Thaiboxen basics, Stuttgart 2005.
Delp, C.: Bodytraining im Fitness-Studio, Stuttgart 2004.
Delp, C.: Fit für den Strand. Perfektes Bodyforming, Stuttgart 2004.
Delp, C.: Fitness für Frauen. Mit Claudia Hein (Miss Germany 2004), Stuttgart 2004.
Delp, C.: Muay Thai. Traditionen, Techniken und Grundlagen des Thai-Boxens, Stuttgart 2004.
Delp, C.: So kämpfen die Stars. Die besten Kampfsporttechniken zum Selbsttraining, Stuttgart 2003.
Delp, C.: Thai-Boxen professional, Stuttgart 2002.
Delp, C.: Bodytraining für Zuhause basics, Stuttgart 2002.
Deutsche Gesellschaft für Ernährung: Ernährungsbericht 2000, Frankfurt 2000.
Feil, W./Oberem S./Reichenauer-Feil A.: Ernährungs-Coach: Mehr Leistung im Sport, Stuttgart 2005.
Feil. T. / Wessinghage, T.: Ernährung und Training fürs Leben – 20 Bausteine für Ihre Fitness, 2. Aufl., Nürnberg 2000.
Gießing, J. : Ein-Satz Training. Ein wissenschaftliches Konzept für schnellstmöglichen Muskelaufbau im Bodybuilding, Arnsberg 2004.
Scholz, A./ Hamm, M.: Body Food, München 2005.

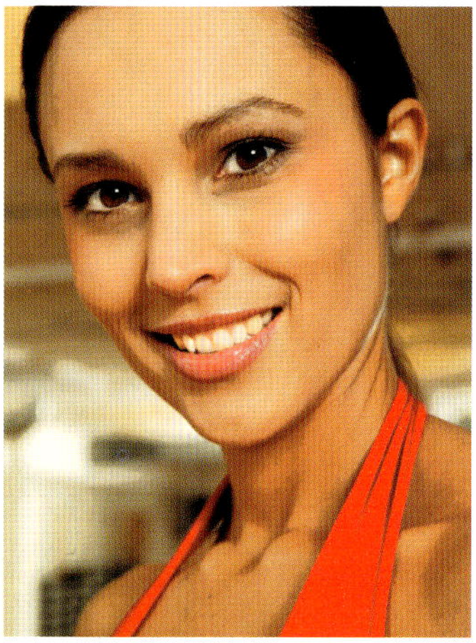

Claudia Hein (Miss Germany 2004)
Schauspielerin und Fitnesstrainerin
represented by:
MGC – Miss Germany Corporation
info@missgermany.de

Weitere abgebildete Models:
Tui Sang
represented by:
www.redmodelling.com

Frank Langhammer
represented by: Model Pool
www.frank-langhammer.de

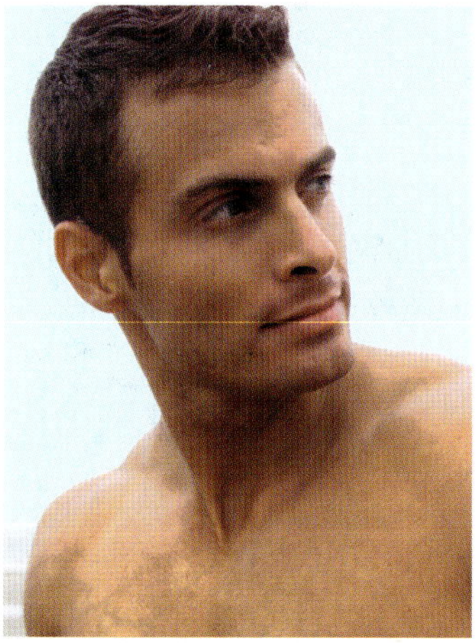

Ernst G.
Model und Fitnesssportler
represented by:
www.notoys.de

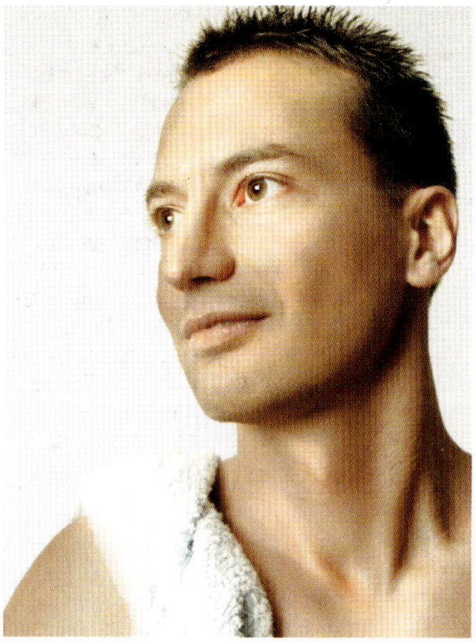

Autor
Christoph Delp, Diplom-Betriebswirt und Autor
Trainer für Fitness und Muay Thai (Thai-Boxen)
Neuste deutschsprachige Publikationen:
„Das große Fitnessbuch"(2006), „Kickboxen basics" (2006), „Perfektes Hanteltraining" (2005), „Fitness für Kampfsportler" (2005), „Thaiboxen basics" (2005), „Best Stretching" (2005), „Fitness für Männer" (2005).
www.christophdelp.de www.muaythai.de

Bildverzeichnis
Fotos von Christina Höpfner: Seiten 29, 30, 34, 35.

Fotos von Nopphadol Viwatkamolwat: www.astudioonline.com
Seiten: 6, 8, 22, 31, 32, 36 u., 39, 40, 43 o.+m., 44, 47, 48, 49, 50 u., 51 u., 57, 64, 98, 100, 102 u.

Alle anderen Fotos von Erwin Wenzel.

Fit von Kopf bis Fuß!

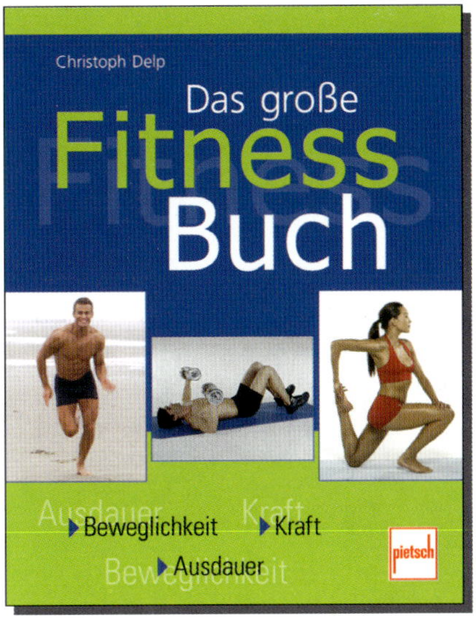

Christoph Delp
Das große Fitness-Buch
Die Beschreibungen der körperlichen Grundlagen und einer sinnvollen Ernährung machen diese Anleitung zu einer Art Personal Trainer für Studio- und Heimtraining.
216 Seiten, 300 Farbbilder
Bestell-Nr. 50500 **€ 24,90**

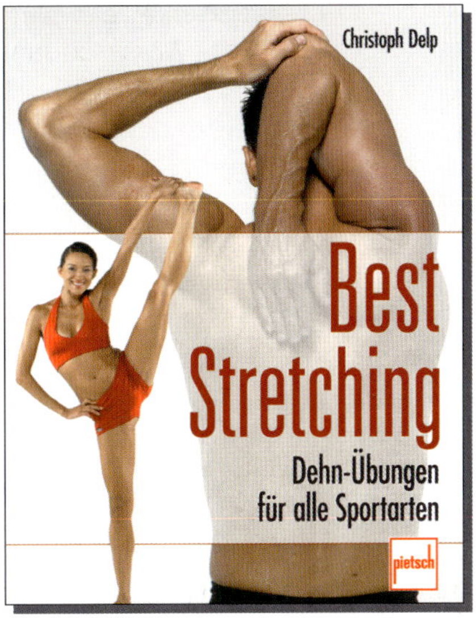

Christoph Delp
Best Stretching
Sich richtig zu dehnen, ist ein absolutes Muss vor und nach jedem Training oder Wettkampf. Dieses Grundlagenbuch für jeden Sportler enthält alles Wissenswerte über das Dehnen allgemein sowie spezielle Übungen für den Oberkörper wie auch für Hüfte, Beine und Gesäß – dabei werden sämtliche Muskelgruppen berücksichtigt. Darüber hinaus informiert der Autor, welche Übungen besonders geeignet sind, um sich danach fit und erholt zu fühlen.
96 Seiten, 176 Farbbilder
Bestell-Nr. 50472
€ 14,90

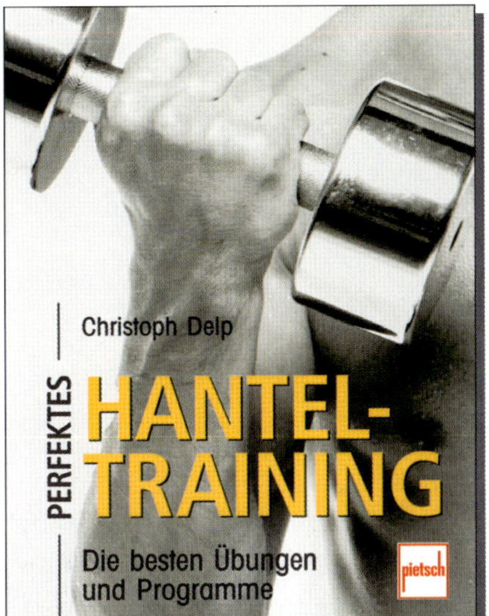

Christoph Delp
Perfektes Hanteltraining
Übungen nach den zu trainierenden Muskelgruppen gegliedert und in Trainingseinheiten zusammengefasst.
96 Seiten, 171 Farbbilder, 1 Zeichnung
Bestell-Nr. 50483 **€ 14,90**

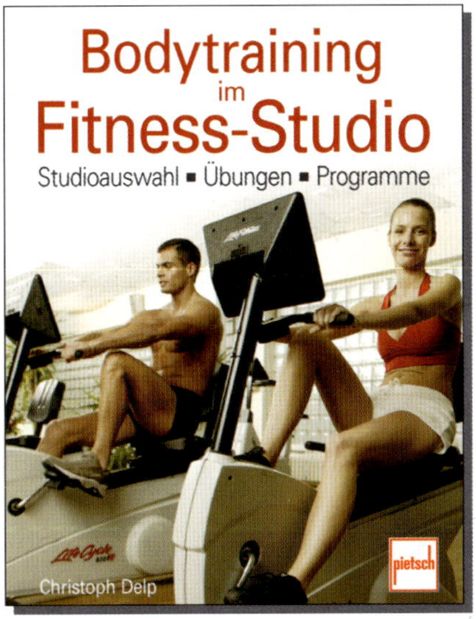

Christoph Delp
Bodytraining im Fitness-Studio
Fitness-Studios gibt es mittlerweile jede Menge. Die Auswahl des richtigen Studios stellt Einsteiger oftmals vor Schwierigkeiten. Dieser Ratgeber steht allen Interessenten mit Hintergrundinfos zu Studioauswahl, Geräten, Kursen und Trainingsprogrammen zur Seite. Er hilft, das geeignete Studio zu finden, erläutert Kursangebote, Übungen, Ausrüstungen und Trends, bietet Trainingsprogramme für verschiedene Fitnessniveaus und Wissenswertes zur Ernährung.
96 Seiten, 143 Farbbilder
Bestell-Nr. 50461
€ 14,90

IHR VERLAG FÜR SPORT-BÜCHER

Postfach 10 37 43 · 70032 Stuttgart
Tel. (07 11) 2108065 · Fax (07 11) 2108070
www.paul-pietsch-verlage.de

pietsch

Fit wie nie!

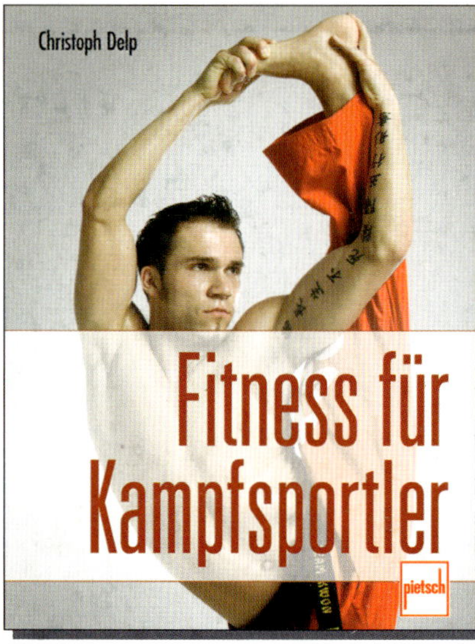

Christoph Delp
Fitness für Kampfsportler
Auch bei Kampfsportlern ist körperliche Fitness Grundlage des Erfolges – spezielles Training ist unerlässlich. Der Autor stellt hier die effektivsten Übungen vor.
96 Seiten, 216 Farbbilder, 1 Zeichnung
Bestell-Nr. 50489 **€ 14,90**

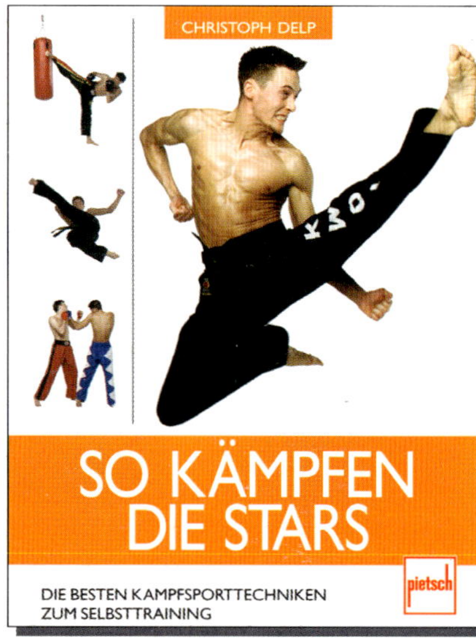

Christoph Delp
So kämpfen die Stars
Kinostars wie Jean-Claude van Damme und Jackie Chan demonstrieren seit den 90er-Jahren wie faszinierend Kampfsport sein kann. Mit diesem Buch kann nun jeder Kampfsportler die effektivsten und beeindruckendsten Vollkontakttechniken der Stile Taekwondo, Boxen, Kickboxen, Thaiboxen, Karate, Jiu-Jitsu und Brazilian Jiu Jitsu gezielt selbst lernen. Kampfsport-Champions zeigen, worauf es bei jeder Technik ankommt und beraten bei der Auswahl der Ausrüstung.
96 Seiten, 283 Farbbilder
Bestell-Nr. 50436
€ 14,90

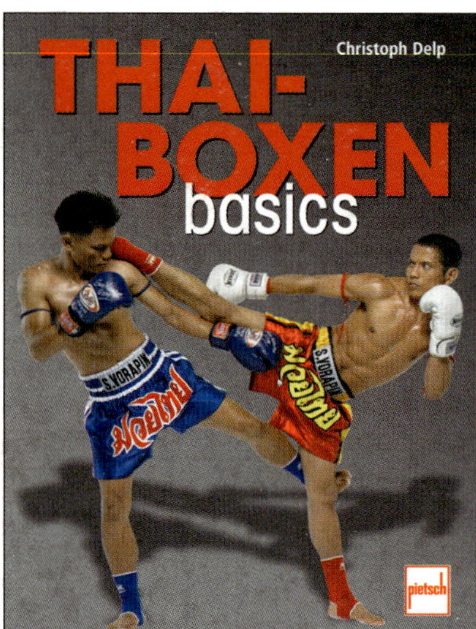

Christoph Delp
Thaiboxen basics
Vom Einsteiger bis zum Trainer – Wissenswertes über Formen ihres Sports, über Technik, Training, Wettkampf.
168 Seiten, 307 Farbbilder, 4 Zeichnungen
Bestell-Nr. 50467 **€ 24,90**

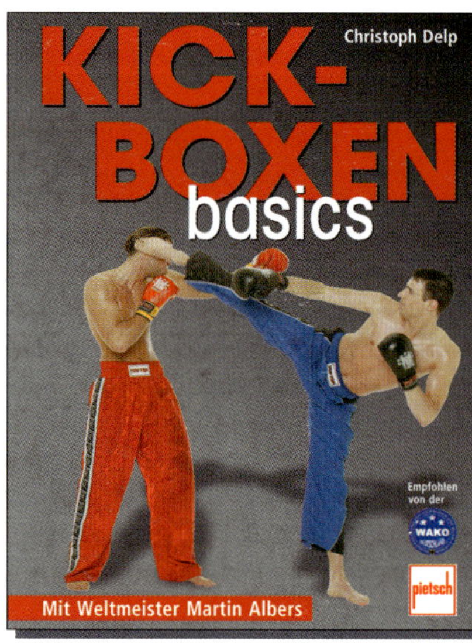

Christoph Delp
Kickboxen basics
Kickboxen ist ein Trendsport mit enormer Zuwachsrate und hier steht alles, was man für den erfolgreichen Einstieg ins Kickboxen wissen muss. In Zusammenarbeit mit den besten Trainern und Kämpfern des größten Kickboxverbandes WAKO präsentiert Christoph Delp Training, Technik und Strategie dieses Sports anhand präziser Fotostrecken und Beschreibungen. Ein Anhang mit nützlichen Adressen und Internetseiten rundet diesen kompetenten Ratgeber ab.
160 Seiten, 350 Farbbilder
Bestell-Nr. 50502
€ 19,95

Stand Januar 2006 – Änderungen in Preis und Lieferfähigkeit vorbehalten

IHR VERLAG FÜR SPORT-BÜCHER

pietsch

Postfach 10 37 43 · 70032 Stuttgart
Tel. (07 11) 2108065 · Fax (07 11) 2108070
www.paul-pietsch-verlage.de